笨蛋！問題都出在營養

劉乂鳴、劉乂兮　著

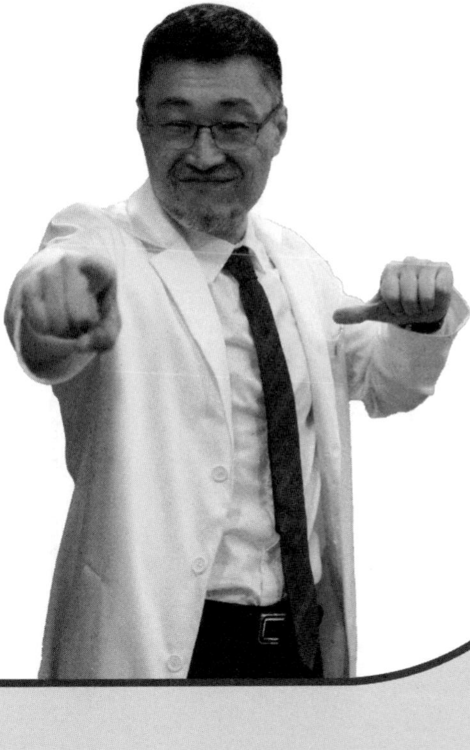

作者序

鋼鐵醫師的煉成

鋼鐵醫師喜歡看老車、舊車、老爺車和古董車的翻修，那些重建、板金、噴漆、換皮椅、內裝、方向盤及輪胎等等，起死回生的過程，引人入勝。人體也一樣，用久了、放久了或不用，就會放出慢性疾病、代謝性疾病，甚至癌症。翻修好的古董車比新車更有品味、更令人愛不釋手，也更有價值，車主往往願意花比買新車更高的代價修整。

鋼鐵醫師是翻修古董車，逆轉重建真健康的專家，把殘破朽壞的身體重生再造、脱胎換骨，及化腐朽為神奇！不用只求控制的藥物，不單靠醫療；挑戰聲稱主流，冠冕堂皇，卻無知無用的慢性病猛吃藥邏輯。以成功逆轉無數案例的真理，扭轉似是而非的騙局謊言，以此為人生下半場的事業與使命，may God bless and help!

某天，我看著電視上男模的八塊肌，心想自己如果也有這樣的好身材，一定很酷！就這麼一個簡單的起心動念，我開始著手計劃。我不會像一般人一樣，想著若要達成目標，會遇到多少艱難……進而放棄，我只是決定「做」而已。我做到了，因為我有極致的認知，這是我的長處，再加上執行力，我是個有紀律的人，也懂得量力而為，不會硬拚做不到的事情。但，完成他人眼中不可能的任務，絕非因為我有過人的意志力。這些都只是條件，最重要的還是「認知」是否正確，有時候結果失敗，只是告訴你，一開始的認知就錯了。我是講求真理的人，所以我知道什麼是對的。別人眼中的我很強，覺得我很厲害，其實只是我知道自己哪裡弱，不顯現出來罷了，而去突顯我強的地方。身而為人，必定有缺點；但成功的人知道發揮運用長處。

我開始思考，計劃如何擁有八塊肌。從以前我就如此，思考和禱告非常重要，每日進行。擬訂計劃，實行。期間悟出努力練是沒用的，還得要降低體脂肪，才有八塊肌。我曾在健身房的更衣室，遇見一位阿伯，他問我怎麼練的，全身上下都是肌肉，沒有半點脂肪和贅肉。而他不管怎麼練，都還是團結的一塊肌。像這樣的人很多，無法認知到自己的錯誤，用了錯的方式，當然徒勞無功。我沒有比他厲害，我只是認知正確，用了正確的方式，所以能夠達成目標。

我也不是一開始就做對，總是從錯誤中累積經驗，直到老大不小，年近半百，才學到這些。有很多事情不是努力就會成功，缺了什麼？哪裡不對？所以，思考和智慧的靈光很重要。也常聽人說機會是給準備好的人，可這個世代，人人早已摩拳擦掌，準備好了；但機會仍舊沒有到來。當初，我一再自問，在最艱難的時候問上帝：「我都已經準備好了，為什麼機會還是沒有來？為什麼我還沒有熬出頭呢？」

回答我的只有沉默。

現在，當我回首來時路，才明白咬緊牙關，堅持下去是對的。只是當時我的認知不對，所以怎麼做，都是徒勞。只有不存任何僥倖，方能水到渠成，因此傳道書九章十一節講的「未必」和「有時」，我深有體悟所感：「我又轉念，見日光之下，快跑的未必能贏，力戰的未必得勝，智慧的未必得糧食，明哲的未必得資財，靈巧的未必得喜悅，所臨到眾人的，是在乎當時的機會。」這些「未必」都掌握在上帝手中，祂讓誰得勝，讓誰得資財……對傳道書的作者來說，所在乎的是當時的機會。但，當時的機會來臨時，若不信神，也只是過眼雲煙。上帝在暗中指引，給予智慧的靈光，我長年熟讀《聖經》因而得智慧；這智慧便是認知，認知正確才能去做。

要學做一個成功的事業，先學會「賠得起」吧，就像有些人看我在營養的領域鑽研了二十六年，他們覺得我「賠」；甚至我經營咖啡館，也「賠」，但這三四年下來，也沒倒。我很喜歡我家附近的一間牛肉麵店，紅布條寫著：「本店不是老店，只開了十七年。」有點嗆，卻又很酷，人生不就該保持這樣的姿態嗎？

有些人留言讚揚鋼鐵醫師正義敢言，藉由此序，一併感謝肯定與鼓勵。既然從上帝得到智慧啟示，發現疾病靠藥死路一條，就必須挺身而出；營養與正確的生活型態，包括減食減餐，及濫跑重訓，才是真正且徹底的疾病逆轉之道。基督教是從傳揚聖經發展而來，照樣，鋼鐵醫師也抱著宣揚「真健康」之「真理」的神聖使命，讓更多人脱離「生病必須吃藥」的思考綁架、逃離主流醫療

「慢性病必須用藥控制」的鎖鏈刑罰，不惜以己之力對抗深厚醫藥掛勾利益勢力，甚至付上生命代價也在所不惜！

感謝上帝的指引和安排，恩賜我智慧，只有祂才能煉成今日的鋼鐵醫師。

阿門。

目錄

作者序　鋼鐵醫師的煉成　2

Chapter 1　營養認知面面觀

1　關於營養迷思：吃保健食品就營養？吃素才健康？　14
2　自然醫學？預防醫學？　17
3　吃藥治慢性病的路已是死路！　22
4　營養（非藥物）才是長壽不死之鑰！　28
5　無知是最難逆轉的疾病　35

Chapter 2 營養才是慢性病及代謝性疾病逆轉之道

1 熱量非營養，營養無熱量 50
2 減熱量增營養才有機會逆轉 56
3 營養醫療不是食療 59
4 食物只能養生，不能逆轉慢性代謝性疾病 63
5 越少食越營養 70
6 生酮很營養，但禁食比生酮更生酮 77

Chapter 3 飢餓很醜但溫柔，不憑感覺，用意志愛她！

1 愛上禁食——減脂增肌才能逆轉 88
2 沒病時看不出營養是否缺乏 92
3 越肥胖，營養越不良 94
4 咖啡是上帝的恩賜：好教案，好營養！ 98
5 如何運動才營養 103
6 運動員為何還需做營養規劃？ 106

Chapter 4

逆轉案例分享

1 個案陳述與分析 116

2 營養處方是什麼概念？ 133

（1）非單純營養品之組合 134

（2）T非吃心安吃爽或吃心酸之套裝 135

（3）非一般人甚至營養師懂的領域 136

（4）非傳直銷公司明星產品可構成之夢幻團隊 138

（5）非吃百三粒之胡扯作法 141

3 營養、禁食、跑步及重訓都有劑量問題 144

Chapter 5

精神性、遺傳性及退化性疾病的逆轉與醫療改革

1 精神性、遺傳性疾病可以逆轉嗎？ 156

2 個案陳述與分析 166
3 逆轉代謝、退化性疾病有所謂合理收費標準？ 172
4 成也健保，敗也健保 177

Chapter 6
唯有營養醫療之成功改革，方能幫助慢性疾病脫離藥物毒害

1 對岸將領先採納營養取代藥物治療慢性及代謝性疾病方針 194
2 營養療效遠勝藥物卻不能聲稱療效，為什麼？該如何改革？ 199
3 加強營養之醫學教育、認證、學會、師資、教材及專科 204
4 促進企業投入資金研究並開發最高質量營養原素，供營養處方之需求 208

Chapter 1

營養認知面面觀

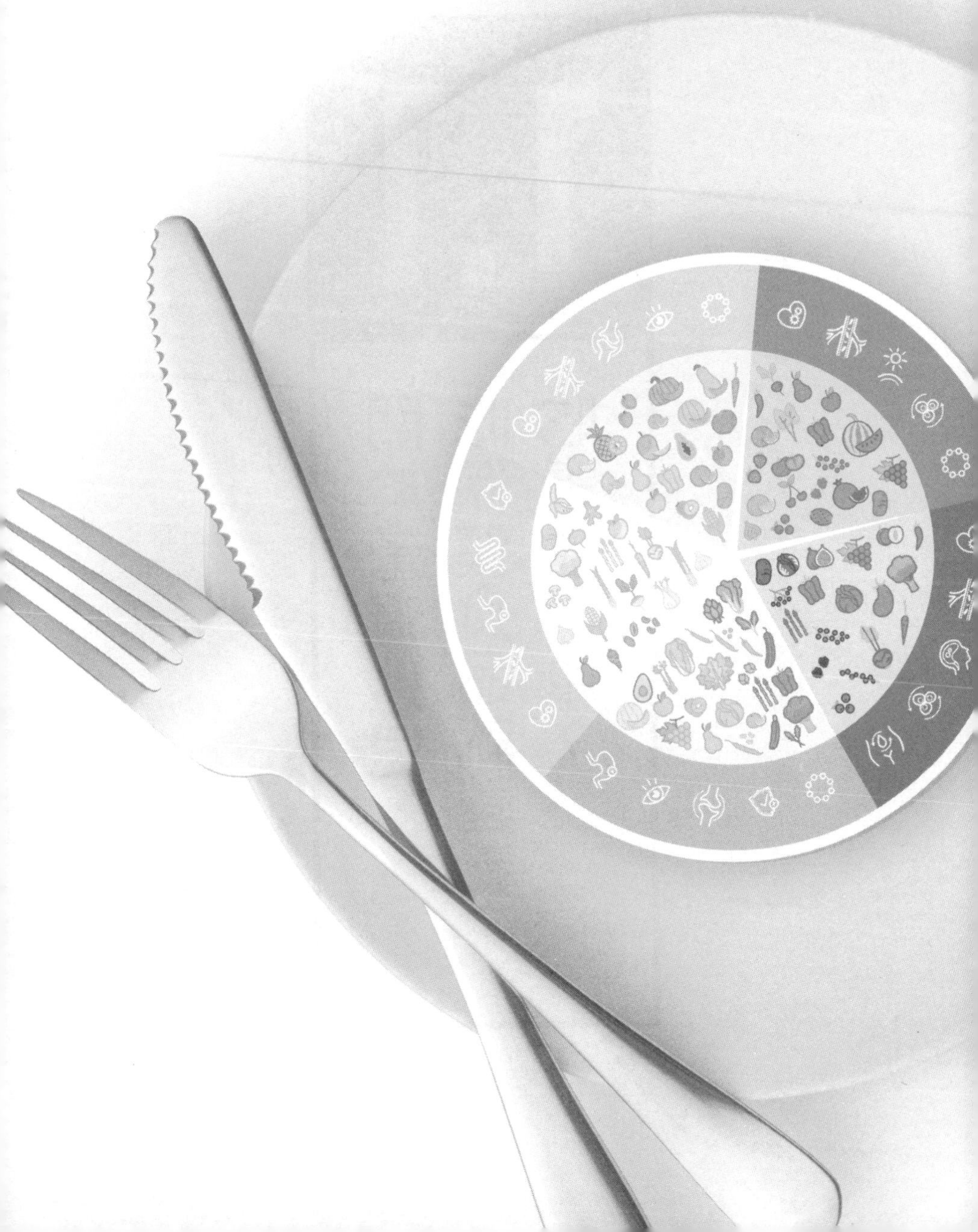

1.1

關於營養迷思：吃保健食品就營養？吃素才健康？

提到「營養」此一熱門話題，大家都非常熟悉，也能聊上幾句，覺得自己在這方面很有概念。因為誤將「營養」和「飲食」畫上等號，覺得適當飲食，吃得養生，便能獲得充分的營養；再加上對於營養師的盲目崇拜，長期累積許多錯誤觀念，好像聽了這些言論，看了幾本相關的書，就能成為營養專家。但事實上，普羅大眾對於「營養」其實相當陌生，甚至存在許多錯誤的觀念。我們真的知道哪些是正確的營養觀念？哪些觀念又是天大的錯誤？長久以來，人云亦云，以訛傳訛，早已偏離正確的道路，越吃越不營養，越吃越不健康。

我在上一本書，就已經專業且深入的探討過飲食的問題。書籍出版後，感謝廣大讀者的肯定與支持，收到大家熱烈的迴響，因而決定更深入探討「營養」是什麼？這已經不是飲食或食療的觀念了！例如最常見的問題：吃保健食品就營養嗎？吃素才健康嗎？光是這兩個問題，相關的正反面論述就夠多了吧！試想：每一天，有多少人吞食大把大把的保健食品，但真的有獲得「營養」嗎？每一天，有多少人提倡素食才健康才營養，但真的變得健康，獲得營養了嗎？每一天，當你醒來時，看著鏡中的自己面色蠟黃，病懨懨的模樣；

你真的知道自己缺乏什麼營養？應該補充哪些營養？甚至哪些營養攝取過多？每一天，當你在吃藥時，你知道那些困擾多年，怎麼看都看不好的慢性病，不是因為你生來活該就得忍受病痛的折磨，而是因為你的營養出了問題嗎？

所以在本書中，我將會破解這些迷思，匡正長期以來的謬誤，消滅那些奇奇怪怪，令人哭笑不得的觀念。同時，我也要導入「營養專科」的概念。美國有營養醫學專科，有營養專科學會等等的組織機構。但臺灣沒有，甚至被打壓，處於非主流的地位。至於為什麼沒有，為什麼被打壓，為什麼被主流摒棄？我會在後面的章節為大家一一說明並揭密。

1.2

自然醫學？預防醫學？

話雖如此，但不免有些人將「營養醫學」和自然醫學、預防醫學等混為一談。但，我在本書提到的「營養醫學」和坊間已知的醫學概念全然不同。例如自然醫學，標榜飲食採用不用農藥化肥的天然食材；這固然很好，大方向也正確，但針對慢性病的處理卻遠遠不夠。距離核心，還差了一大截，永遠無法觸及，更別提解決問題。行文至此，你可能會問為什麼？在第一章，我可以先初步回答和劑量有關，而這也是我前面提到營養絕對不等同於食療的原因之一。

蔬果食材都有營養，但根本不夠，我先舉個淺顯易懂的例子來說明吧！大家都愛吃葡萄，也知道它富含營養素；但是又有多少人知道葡萄的營養都在皮和籽？我們吃葡萄，剝皮去籽，只吃到果肉和葡萄糖。由此可知，有吃到葡萄真正的營養嗎？好吧，就算你連皮帶籽吃下，或只吃皮和籽，劑量也不夠。針對慢性病，或許一天需要的劑量是九十串葡萄。可是，我們能每天吃下

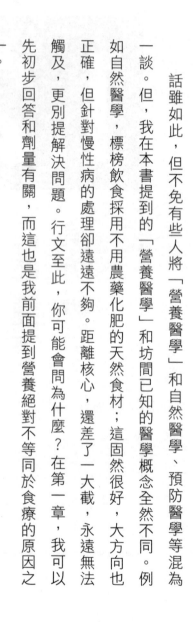

這麼多串嗎？所以，這就是我說營養醫學絕對不等同於自然醫學的原因。

也有人會問：「營養醫學就是預防醫學嗎？」我先拋出一個問題讓大家思考：慢性病是可以逆轉的嗎？相信大家都會說不可能。但，對我來說，對營養醫學來說，沒有不可能；「逆轉」不是奇蹟，而是絕對會發生的事情——只要你「按表操課」就好！我的營養醫學都已經超越慢性病的治療，來到逆轉慢性病的境界，又怎麼會和預防醫學一樣呢？兩者根本是相反的概念和方向。所以，那些某某醫學的概念和我一樣嗎？我和他們哪裡一樣？天壤之別，差得可多了！

當然，「營養醫學」一詞，似乎又不太精準，常常會有無知的民眾以為我說的「營養」，就是吃保健食品嘛！打來我診所或和我聯絡，劈頭就問：「劉醫師，您是賣保健食品嗎？」聽到這樣的問句，我當然掛他電話！沒禮貌就算了，連基本概念都錯誤，我實在很難跟他溝通。但是，也有人說對了「通關密語」，他們從影片看完了我的演講，仔細用心讀完我的著作後，說：「醫師，請救救我！拜託您幫我『逆轉』好嗎？」一聽到正確的關鍵字，我就知道他們已經有了足夠的先備知識，當我幫助他們時，就會輕鬆容易得多。對於他們的提問，我會先初步解答，再安排時間會面。因為他們清楚明白，只有我才能真正的帶他們走上逆轉之道。

所以，最精準的說法是「逆轉慢性病醫學」，而根本就在於「營養」；這是針對慢性病對症下藥的專科；不僅僅只是延緩，停止病狀只是基本，更重要的是逆轉。回想一下，那些慢性病的醫師，只管開藥，從不提逆轉，當然他們也不覺得慢性病有逆轉的可能性。開藥，本來就不可能會逆轉，只能抑制或延緩症狀，讓數字不要太難看。一直給藥，反正有什麼狀況給什麼藥，藥越開越多，越吃越重，能拖多久是多久，能撐多久是多久。那些說自己是「治療」糖尿病和高血壓的醫師，不都是用開藥處理患者的症狀嗎？還一副理所當然的樣子，言之鑿鑿地說這就是慢性病的進程。

事實上，這只是一條往下走的單行道，你曾經想過還有別的路可以走嗎？

他們都讓你絕望，告訴你沒有別的路可以走，藥越吃越重……走向末端，只是遲早的事情。在此，我必須嚴肅的告訴你：這樣的觀念是錯的。只要能來到我這裡，你的慢性病就有了轉變。逆轉是一個過程，確診罹患的慢性病後，先延緩狀況，再停止，最後進入逆轉。就像髮夾彎一樣，你的健康也開始大大的轉彎。所以我前面才會說延緩和停止只是基本，逆轉才能讓你有別條路走——這是一條生意盎然，充滿希望的光明大道；而不是越吃越嚴重，一路走到天黑的絕望單行道。

1.3

吃藥治慢性病的路已是死路！

講個小故事，和我住同棟不同層的鄰居，是個事業有成的大老闆，見了面都會互相打招呼，閒聊兩句。有天，在捷運站出口碰到面，他問我要去哪？當時我正要去捷運站樓上的健身房，回了他之後，也順口問他要去哪兒？他說：「我要去臺大醫院拿糖尿病的藥啦，已經吃了二十年囉！」我聽完後只是笑笑，告訴他可以讀一下我的書，看一下我的演講。後來，他的確讀了我的書，看了我的演講影片。於是，跟他在臺大醫院的主治醫師說：「我有位鄰居，也是很厲害的醫生，他說我的糖尿病可以逆轉耶！」想當然耳，主治醫師只回了他一句：「我才不信。」

每次聽到類似的回答，總不禁讓我感到疑惑，覺得這是要向我下戰帖嗎？我認為大老闆的糖尿病可以逆轉，主治醫師認為只能給藥延緩。說真的，像大老闆這樣的小故事已經太多了，說也說不完。但對於我那些廣大的成功案例來說，「逆轉」不只是個熟悉，頻繁使用的詞彙，更是常見且必然的狀況。只是我們無法否認，對於「世界另一端」的人來說，「逆轉」既陌生，而又不可能發生，所以他們反而將我貼上「郎中」或「詐騙」之類的標籤。

自己做不到，別人做到了；被打臉之後，就可以抹黑別人詐騙嗎？所以，這本書就是要公開我的逆轉之道，並提出所有的證據，證明我是如何做到的！更歡迎來自各方的質疑和挑戰，我自當正面迎戰，一決高下。在我的家人和患者身上，「逆轉」已經發生了，甚至我本人就是最好的成功案例！有些來我面前諮詢的人，一開始都抱持著半信半疑的態度，覺得我提出的理論不可思議，更別提還有些人一來就對我伸出鹹豬手，往我身上摸。但親眼看到（或親手摸到）我本人，再經過他們自己的驗證後，個個心服口服。回想我五六年前減重成功，就已經讓很多人驚嘆不已。更遑論現在看到我的人，都說我的體能和健康狀況都比兩年前還要好。今年五十二歲的我，不輸給二十五歲；甚至比很多二十五歲的人更好，這就是逆轉。

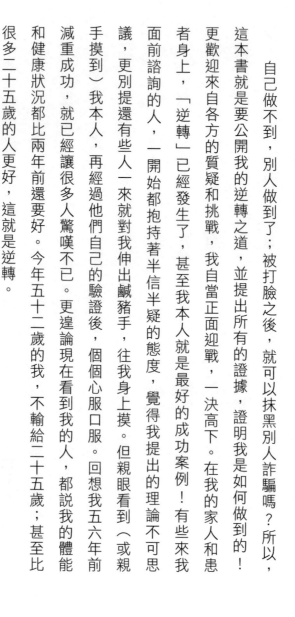

或許你會問：「劉醫師，您逆轉了什麼呢？」很簡單，就和代謝有關。

慢性病被公認為是代謝性的疾病，我之所以成功，正因為我逆轉的是「代謝」。或許這是個抽象的概念，我在此先說明一下。我們常聽到過二十五歲之後，代謝就會下降。年輕時放縱飲食，大吃大喝也沒關係，反正隔天多跑個幾圈，身材很快就回復。但是，隨著年紀的增長，不小心吃多了些，身材越來越難回復；這正是代謝的問題。逆轉的關鍵在於先逆轉代謝，才能逆轉代謝性的疾病。也是我前面提到，五十二歲能比二十五歲時的代謝更好的秘訣。

該代謝時，無法代謝，多半會有兩種選擇，一是忌口少吃，或是提高代謝率。講到要提升基礎代謝率，好像很簡單，大家都會說，可是能像我這樣做到的人畢竟有限，更何況逆轉。我們常聽到逆齡或凍齡，對我來說，也是類似的概念，逆齡就是逆轉，凍就是停止；停止崩壞，停止慢性病的進程。先達到「凍」和停止進程，才能夠逆轉。

人的年紀往上增加，這當然不可逆。我所說的逆轉不是指我們的年齡可以從五十二歲變成二十五歲，而是指我們的健康狀況。我們的代謝狀況不見得和年紀相關；不必隨著年紀的增長，身體健康開始走下坡，代謝逐漸變差。事實上，年齡和代謝完全可以脫鉤，兩不相干。因此，五十二歲的代謝當然能比二十五歲更好。相關的醫學概念最近紛紛被也提出，且廣泛討論，例如AI智慧，已進入了醫療領域，而長壽不死呷百二，只是基本年紀，倒過來寫，活到兩百歲也不是問題；當然前提是我們得先調整好身體機能。國外已有醫療專業研究，人的壽命可活到一百七十五歲至兩百歲。

如此一來，人生勢必得重新規劃，六十五歲退休後，還有一百三十年可活呢。每當我演講提到這件事情時，現場有大半聽眾的臉色，馬上暗了下來，彷彿聽到天大的壞消息一樣，紛紛擔憂自己的退休金、保險和存款不足，更別提家中還有慢性病患要照顧。天哪！一想到這些，就好像還要坐牢一百多年，心生懼怕。但，對於像我這樣，五十二歲比二十五歲的身體機能還要好的人來說，就是天大的好消息了。退休之後，才是人生的黃金期。這本書就會告訴你，我如何用「營養」逆轉，如何用「營養」規劃人生黃金期。「營養」所能做到的事情太多了，大幅超越現今開藥給藥的主流醫療模式。所有藥物不能處理的部分，都交給營養，人生下半場可望逆轉，大獲全勝。所以，我才會說：「笨蛋，問題都出在營養！」面對質疑，最好的方式就是逆轉；我就逆轉給你看！反正我這裡，天天都有逆轉的成功案例，他們站出來就是最好的回答，也不需要我多說什麼。

1.4

營養（非藥物）才是長壽不死之鑰！

舉個成功案例吧。提到「肝硬化」，大家想到什麼？十有八九都會回答你：「沒救了」、「不可能了」以及「好不了」之類的話。但是，就是這個「但是」，他來到我這裡，而我逆轉了他的肝硬化，讓他除了「心」軟，「肝」也軟。肝硬化是由拉丁文 Liver Cirrhosis 演變而來，Liver 是肝，Cirrhosis 是硬化。但鮮少人知道，要怎樣的硬化程度，才是肝硬化。

這正好以我參加某個國際級的醫療研討會的小故事為例，當時主座教授對著講台下數百位醫師發問：「有沒有人知道 Cirrhosis 是什麼意思？」大家紛紛回答：「硬化。」他都沒有點頭，直到我舉手回答：「和石頭一樣硬。Stone hard.」至此，主座教授才滿意地點頭稱是，只有我的回答正確無誤；硬化或很硬都還不足以形容，只有「像石頭一樣硬」才是精準的回答。因為我是用西班牙文念醫學院的，而西班牙文屬於拉丁語系，所以我才能以原文的方式精準回答。這個小故事正好可以讓大家更生動明白地了解肝硬化的硬化程度為何？肝變得像石頭一樣硬，光想就覺得毛骨悚然，也難怪大家會認為肝硬化是「沒救了」的疾病。

患者兩個禮拜後回到醫院再度檢查，主治醫師居然改口了，連醫師也不懂發生了什麼事？他給予患者的治療根本不可能逆轉，連想要邀功都沒辦法。所以，當家屬再度詢問時，主治醫師無法反應，只能以：「五年後再説吧。」這樣一句話作為回答。誰能想得到，不過相隔兩個禮拜的檢查報告，竟出現極大的逆轉，堪稱奇蹟；關鍵還是在於「營養」。不過，跟主治醫師説這些也是白費唇舌；首先，他們根本不相信藉營養可以逆轉，再者，他們從來都沒有成功案例。而且，當一個人的主觀意識太過強烈的時候，是無法接受不同的觀點和論述，任你再怎麼説都只是枉然。所以，我深深覺得無知才是最難逆轉的疾病呀！

這幾天我和上門諮詢的患者説到這句話時，他們也極度認同。沒辦法逆轉的不是慢性病，而是根深蒂固的觀念，是個人主觀意識作祟。就像我常常要人家運動；不是那種走幾萬步就好的運動，絕對是跑步。每一個人來到我面前，

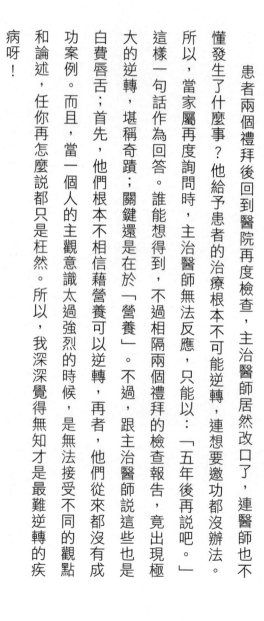

找盡任何藉口，不約而同都會跟我說自己的身體狀況無法跑步，或是沒時間運動。

奇怪咧！你都可以直挺挺好端端地走進來找我了，又不是坐在輪椅上或腳受傷，怎麼就不能跑步呢？所以只要每次聽到這些回答，我都會建議他們用「跤頭趺」想吧。明明你的膝蓋就能動，就能跑，是你的大腦，你自己不想跑！所以你應該要讓你的膝蓋發言，當你的大腦一發言，它就不跑了，膝蓋聽命於大腦，它又能怎麼辦呢？跑步和運動也是逆轉的要素之一啊。反觀現在的主流醫療，都會要你吃和休息，根本行不通。

所以，在每次短短一個小時的諮詢中，通常幾分鐘我就知道面前的這個人能不能逆轉了。常常不是因為聽不懂，而是因為內心充滿抗拒和不相信。不運動不營養，怎麼可能逆轉。好比一顆蘋果放在桌上，漸漸就會氧化腐壞，它會越放越好嗎？身體也是如此，坐著躺著休息就不會氧化衰老嗎？當然會出現越來越多的代謝性慢性病，難道那些醫生開藥給你吃，放著讓你休息，你的慢性病就會好嗎？這不過就是自欺欺人罷了！久了，就以為是真的，我出來告訴你們真話，還被質疑。

要逆轉就要動，能跑就不要走。我再回過頭來提一下「劑量」的部分，營養和運動都需要劑量。我們常聽到的運動三三三，一週三次，每次最少三十分鐘，而且心跳必須維持一百三十下，就是劑量的概念。不論是營養還是運動，劑量不足就無法逆轉。這些都是有根據的，三十分鐘，心跳維持一百三十下，腦內啡才能釋出，運動也已被列為快樂人生必做事情清單的其中一項。運動很好，但要做對運動，要能夠運動到可以逆轉，就需要一些標準規範了。再提一個成功案例，罹患糖尿病的七旬老翁，從沒有跑步和運動的習慣，一開始跑步苦不堪言，現在健步如飛，完全逆轉，吃了二三十年糖尿病的藥，終於不用再吃，越跑越開心，連老婆孩子都受到影響，加入運動跑步的行列。

當然我也可以笑笑地說：「吃藥也不錯啦，運動加減做啦。」講這些話不會得罪人，但也幫助不了人，無法逆轉。我們捫心自問，當這樣的醫師真的比較好嗎？我帶領大家進入營養醫學的大門，帶領大家走上逆轉之道；只是營養和逆轉並不是大家以為的那樣，不是那麼簡單，更不是隨隨便便一天吃滿五種蔬果，走個一兩萬步就好。而且我深知營養規劃做好，迎向人生黃金期，快樂活到兩百歲絕對不是問題。才有必要著書立論，讓讀者都能走上逆轉之道。一直以來，坊間從不乏養生或類營養的書，例如時下最熱門的生酮飲食，我也會在此書中稍作討論。

說來好玩，我的書榮登新書排行榜第三名，前兩名居然是生酮飲食相關書籍，簡直固若金湯。我不反對生酮飲食，畢竟我所提出營養和逆轉的理論，早已大大超越生酮飲食。沒錯，生酮的確是個很好的話題，也可以搞定很多問題。但充其量，不過也只是「類營養」，雖然被研究出來有逆轉糖尿病的可能，但終究力有未逮，尚不能觸碰到核心。畢竟，生酮仍停留在食療的等級，而營養如我前面所言，已是食療無法企及的高度；營養的效果比起食療，更來得直接且絕對，你馬上有感覺，絕不拖泥帶水，不會要好不好，要轉不轉的。

我更希望促進的是醫療改革，當然這是後面章節深入探討的部分。也有很多的錯誤的觀念要導正，就拿「藥」來說吧，藥根本沒有療效，營養才有療效，你能想像得到嗎？你能知道箇中原因為何嗎？可是臺灣的觀念很奇怪，反其道而行，根本醫不好慢性病的「藥」，反而能強調療效。真正能逆轉慢性病的「營養」，只要稍微提到療效，有關單位就會上門開罰。臺灣在慢性病的治療上，可是敬陪末座，又怎麼敢宣稱這些藥物有療效呢？根本就治不好。一切種種，讓我不得不懷疑自己是活在什麼平行世界嗎？我身為約翰霍普金斯醫學院的醫療政策管理學博士，當然會希望貢獻自己的專業，促進醫療改革。

1.5

無知是最難逆轉的疾病

從本章〈營養認知面面觀〉中，讀者就可發現，原來長期影響普羅大眾的錯誤觀念實在太多。也先為讀者建立大架構，知道本書要深入討論，甚至揭密的問題是哪些。吃藥治療慢性病這條路，走了這麼多年，終究是死路。慢性病也沒有什麼治好的說法，所以「逆轉」是較為精準的概念。就像你被確診罹患糖尿病的時候，就被貼上了糖尿病患的標籤，我能做的，我所謂的逆轉，就是幫你將貼了幾十年，快成為你人生一部分的標籤撕去。基因是不能改變的，我們無法選擇被遺傳了什麼基因。舉例來說，假設你生來就有糖尿病或高血壓之類的慢性病基因，我可以讓它不表現，讓它乖乖地保持沉睡；或是讓它逆轉，回到你尚未患病時的狀況。

這不正是大家所嚮往的逆轉嗎？如果那些吃藥幾十年的患者都可以不再吃藥，健康過活，你又有什麼理由不能逆轉呢？所以，當你知道長期困擾你的慢性病有了逆轉的可能，當然會趨之若鶩，猶如久旱甘霖。這就是本書要傳遞給你的福音，有必要廣傳，讓其他受慢性病折磨的人，都有機會重新選擇，走上另一條路——名為逆轉的光明大道。藥物從來都不是解決之道，你一定比我更清楚，只是以前你不知道你還有別條路可以走，但現在你知道了，而且我不但指引明路，更會帶著你走。我的專業理論、個人經驗，再加上廣大的成功案例，統統攤在陽光下，不藏私的公開。

營養，才是長壽不死之鑰。大家都想要活得健康，活得好，和至親好友一起享受人生，甚至環遊世界之類的夢想，都等待達成。就像我常說的，出國旅行，行李箱中的藥物都可以丟了，全部換成「營養」；出國不帶藥品，帶營養才對。去日本玩，應該是好好享受美景，體驗人生，而不是到了當地，走馬看花，還念念不忘找藥妝店買一堆藥帶回臺灣。每次看到這些情形，實在令我匪夷所思，帶泡麵尚可接受，至於藥品，還是算了吧！

上一本書討論較多的部分是飲食和進食，而在這本書，我要深入探討的不再是進食，而是「禁食」。聽來矛盾，大家都以為多吃多營養，其實不然，大部分都變成了多吃多熱量。少吃才有可能多營養，所以我也會討論「間歇式禁食」，概念和「辟穀」或「食氣」很像，但「禁食」、「斷食」和「不食」都有不同的定義。逆轉慢性病有個重要的概念就是減少熱量，增加營養，減脂增肌，三者構成黃金三角，後面章節會有方程式提供給大家。既然問題都是「吃」出來的，那「不吃」才是逆轉的開始。飢餓也算是一種療法，本書會告訴你，如何越不吃，越營養。

接續略提生酮的部分，生酮是利用飲食來增加酮體，但最新的研究報告出來，「禁食」最生酮，「禁食」比生酮更生酮。基本為大家解說一下，我們一般飲食很難生酮的原因在於攝取大量澱粉，所以產生的酮體很少。在進行生酮飲食後，酮體的濃度可提升為一般飲食的四倍。但我實踐的「間歇式禁食」可將酮體提升為進行生酮飲食的五倍，換言之則是一般飲食的二十倍。所以，現在你就初步了解，為什麼之前我敢說「營養」早已超越，甚至完勝生酮了吧。

這份最新的研究報告，正是我的母校，約翰霍普金斯大學醫學院所提出的。讀到這份報告時，我與有榮焉。唉，講出這些話，導正這些概念，我又要被一堆人怨恨了。最近不少人拜託我不要開口，因為我一開口就打臉，害他們沒飯吃。不過換個角度想，好像又是另一種財富重新分配。而且，這些資訊，普羅大眾有權利知道。所以，我不反對也不支持生酮，我比較支持辟穀、少食或禁食，但「間歇式禁食」才是我提倡的飲食方式，也持續五年了，更因此獲得逆轉的關鍵。繼上本書之後，常常就有很多人殷殷詢問，到底如何進行「間歇式禁食」，到底如何大量生酮？容我先賣個關子，原理和「燒脂」有關。其實，在上一本書，我也讓大家知道，我們可以有不同的選擇。單行道走太久了，都忘記自己可以選擇，路不只一個方向；雙向才對，你有所選擇才對。

別再迷信營養師了，他們不見得正確。因為醫師不懂營養，所以才有他們活躍的舞臺。營養師在真正懂得營養醫學的醫師身邊，就像藥師一樣，負責執行醫師的營養處方，哪還有空間讓他們指手畫腳，說三道四，更別說能開營養處方了。唉，話一出口，我又要被營養師怨恨了。難怪最近我上節目，都沒有營養師願意跟我同臺，電視台的工作人員說，那些營養師一聽到我的名字就不上通告了……深怕說了什麼又被我打臉。勉強跟我一起上通告的營養師，是因為在別的節目跟我認識，他知道我的為人，不是為了炒作，不是為了攻擊，只是想說真話罷了。因為真理是不能妥協的，對就是對，錯就是錯，怎麼可以訛傳訛呢？我看到很多營養師根本胡搞瞎搞，讓那些代謝性的慢性病患更嚴重，更痛苦。就像他們說糖尿病患要少量多餐，血糖才能降低，可是患者還是得要吃藥控制啊。但我的間歇式禁食卻能讓患者的血糖降低，到底是我對？還是他們對呢？

前幾天我聽到有個年輕人說：「刻板印象不一定是對的。」我必須要加強地說：「刻板印象一定都是錯的！」有個案例跟我一樣也經營咖啡廳，所以禁食時，我鼓勵大家喝咖啡，他完全執行，也清楚明白咖啡是極好的營養素來源，就能幫助別人拋開對於咖啡的刻板形象：喝了會心悸，睡不著或上癮等等。其實這些都是咖啡的好處，就拿心悸來說，一開始喝一杯就心悸；一個月後，喝兩杯才會心悸；再來，第三個月喝到三杯才會心悸……這就是耐受性。只喝一杯就心悸，便認為咖啡不好，因此不喝，卻不知道這就是咖啡的作用，因噎廢食。有些人就需要這樣的作用，例如跑百米之前，來杯咖啡，跑步的效果將大幅提升。而對於夜間工作者來說，咖啡可提神醒腦。所以，沒有絕對的好壞，皆取決於如何使用，以及劑量。

破除迷思，用證據說話，還給大眾知曉的權利，選擇的權力，這就是我一貫的行事風格。不痛不癢的言論已經很多了，也不差我一本。我受過的訓練和經歷，都告訴我證據的重要。還有很多人，他們的意識形態牢不可破，堅持自己是對的，往往還連帶影響身邊的人無法逆轉，救不回來。例如很多糖尿病患，走到必須截肢的處境，無法挽回，就算血糖控制好了，已截去的腳也長不回來。其實根本不用這麼痛苦，這麼嚴重。我也深入研究過人的心理層面，很多時候就是想得太多太複雜，半信半疑到處詢問其他醫師的意見。

面對這樣的患者，我也就消極面對，因為我知道，就算我再厲害也幫不了他們。他們其實不是病死的，而是笨死的。在我的經驗中，那些單純、信任，並且願意實踐的人，總能得到最大的逆轉。但是，人的知與無知，往往就只是一念之間，就在一念之間，逆轉和奇蹟發生了。

最近我在臉書上看到一段話，深有同感，在此也和大家分享：「世界上有百分之五的人在思考，百分之十的人以為自己在思考，剩下百分之八十五的人，寧死也不願意思考。」這段話實在太精準了，比例抓得很對。我就是百分之五，喜歡思考的人，但我說那百分之十，以為自己在思考的人有哪些呢？例如大部分的醫生就是，他們擁有頂級的頭腦，卻以為自己在思考。為什麼我會這麼說？因為這些醫生，面對慢性病，就是開藥而已，接受醫學院的訓練，上了藥理學之類的專業學科，卻變成只會開藥的醫師，從來沒有思考過這樣對嗎？養成高傲目中無人的態度，覺得自己做的才叫做醫療，但我很想問他們：「只會開藥，你們醫好了幾個人呢？」最後還不是不了了之，患者一路走到黑。

當我看到那麼多患者大排長龍，掛號拿藥，那些醫生儼然是名醫的架式。

但在我眼中，只是證明你醫不好罷了。不然，患者怎麼越來越多，都還是那些人呢？這些問題他們思考過嗎？到了後來，我們的健保也不思考了，反正病患可以得到健保資源就好了。大環境使得我們停止思考，所以當思考的人出現時，猶如丟下一顆震撼彈。我的心中有著一個美好畫面：我的門口都是排滿要拿「營養」的人，隔壁開藥給藥的醫院卻門可羅雀，因為百分之八十五的慢性病患都走上了逆轉之道……這就是我的願景，小從慢性病患改善做起，大至醫療體系改革。已經有不少國家，不少地方在做這件事情了，例如中國大陸，正計劃以營養取代藥物，在不久的將來，藥房貨架上百分之六十，放的都是營養品。

就像那些來找我的人，他們都有急迫感，都願意進行個人的革命。這樣的訊息，半夜特別多，因為他們剛剛經歷完極大的痛苦，好不容易平緩下來，有時候我都覺得自己在開急診室嗎？常常那些急迫的人，來見我之前，就將我的著作仔細研讀過了，來見我時，還帶著寫滿筆記的書，我的演講影片一看再看，鉅細靡遺，和我使用的字彙一樣，這樣的「好學生」，頭腦已經逆轉了。

接下來，身體的逆轉只是程序問題。對我而言，輕鬆省力不少，不用再從頭說起那些基本概念。他們已從「無知」，逆轉為「知」。所以，在本章節的最後，明知忠言逆耳，我還是得說：

無知是最難逆轉的疾病，腦子是好東西，希望大家都能善加利用。

【大劉醫師這麼說】本書全文的目的

本書全文的目的，是要在讀者的認知中，把事物顛倒過來，破除靠賴權勢而存在的既有秩序，否定它的真實性。

因此本書的策略，便是叫人摧毀那被當成人生指標的常理（common sense）。

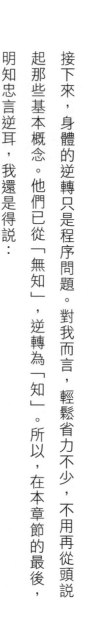

【大劉醫師這麼說】素食者比吃肉健康？

一般人以為素食者比肉食者來得更健康，素食主義者比較少人會罹患慢性病、心血管疾病、肥胖或便秘，這是錯誤的觀念。

其實長期素食的人會帶來下列一連串的營養素嚴重的缺乏：維他命 B_{12}、維他命 D、鐵、鋅、碘、鈣、硒和核黃素（riboflavin）。

長期只吃青菜，就會缺乏蛋白質中不可或缺的八種胺基酸。例如只吃穀類，雖然它含有豐富的蛋氨酸 methionine，卻相對缺乏離氨基酸 lysine；而且吃豆子剛好相反，它缺 methionine，卻含有豐富的 lysine。

我們有遇見尼姑長期吃青菜和豆腐，來諮詢的時候，卻是全身都是疾病、虛弱。她體態肥胖，又有嚴重的糖尿病，需要注射胰島素。不要忘記，長期食用豆腐，它裡面含有石膏，也會助長結石。

這些重要營養素的缺乏在肉類都有，只要不過量攝取肉食，配合一週幾次的禁食、定期的運動和跑步，這樣的飲食習慣，是更加平衡且健康的。

【大劉醫師這麼說】慢跑的十大好處

我們都在群組裡提倡要持續的跑步（運動），能得到的好處如下：

1. 減重
2. 降低血壓
3. 增加骨質密度，減少骨質疏鬆
4. 增加好的HDL膽固醇
5. 減少壞的LDL膽固醇
6. 減少三酸甘油脂，減少脂肪
7. 增加肌肉的質量和力道，因此可防止跌倒的損傷度
8. 增加胰島素的敏感度，糖尿病會好轉

9. 增加免疫力
10. 增加腦內啡的分泌，所以有愉悦感

現在進入二十一世紀，因為醫學知識進步和科技的發達，人的壽命延長，最常死亡的原因是「癌症」，再來都是慢性病。慢性退化疾病非常折磨人，雖然延緩壽命，可是卻慢慢痛苦而死亡。

在我們群組裡面，大部分都是慢性病患者。這些包括：心血管疾病、中風、糖尿病、退化性關節炎、腎衰竭、白內障、老人失智、巴金森，甚至漸凍人等等。我們將專注在「慢性病」，這寬闊的領域，發揮我們的專長和貢獻。

Chapter 2

營養才是慢性病及代謝性疾病逆轉之道

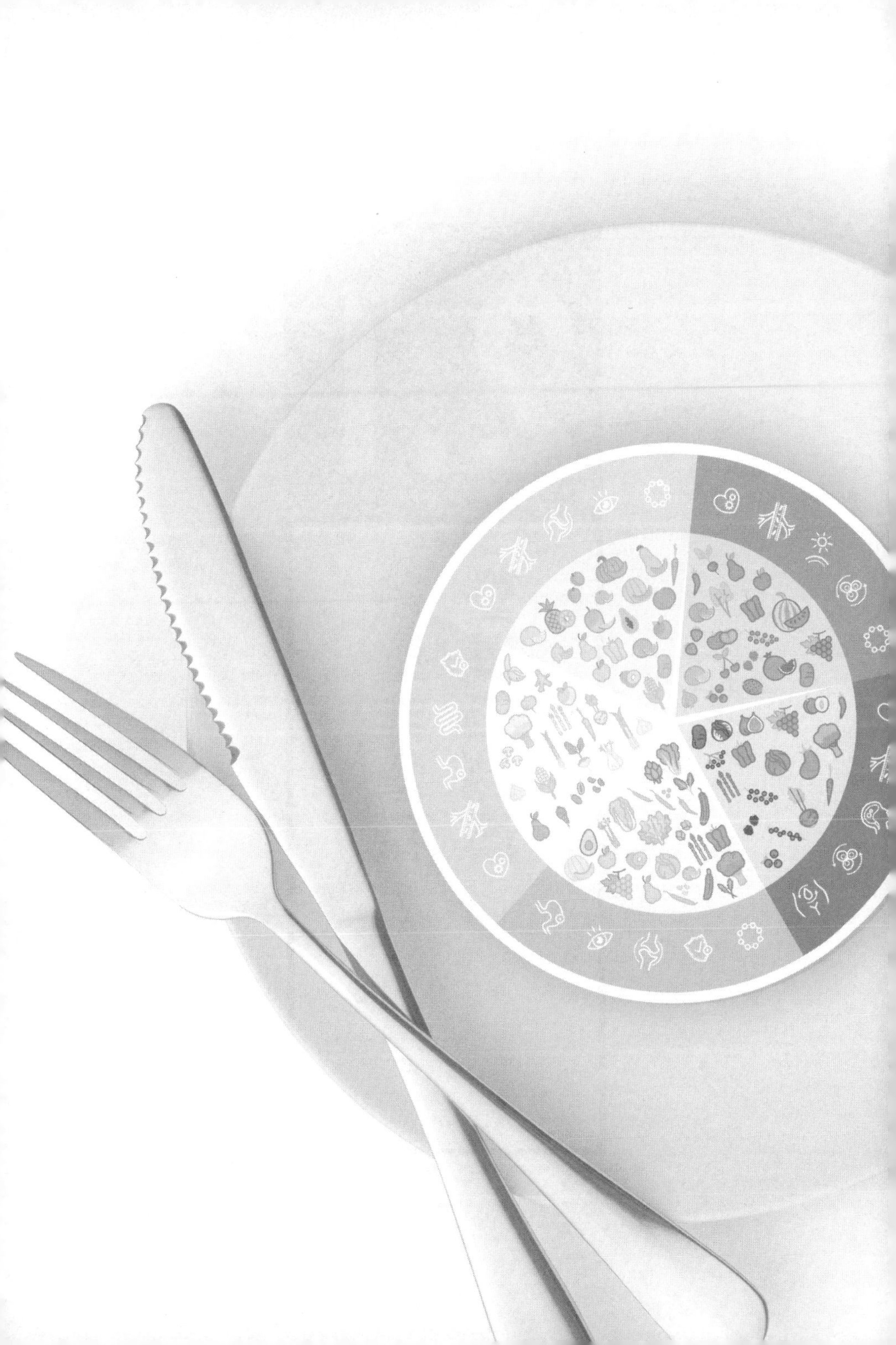

2.1

熱量非營養，營養無熱量

「營養」如此熱門，具有話題性，但對於一般人來說還是很陌生。首先要建立「營養非熱量，熱量無營養」的概念；因為「熱量」所具備的「營養」過於不足，不是熱量高，營養就高。大多數的人都以為吃了豐盛的一餐，就能攝取豐富的營養，長久以來將兩者劃上等號，或以為成正比，但絕非如此。再提到肥胖，其實就是熱量過多，營養不足、不良或不均衡。全身最多熱量的地方就是脂肪，一克脂肪燃燒九大卡，而一克的糖才燃燒四大卡，蛋白質也是燃燒四大卡；脂肪遠遠超過糖和蛋白質兩倍多，這些都是「熱量」不等同「營養」的基本概念。

我本身處於「低熱量」的狀況，一週只吃七餐，當然不會攝取過多熱量。不過有人會問，低熱量會有什麼影響嗎？除了比較怕冷外，其他無一影響。想起以前的我，體重一百零五公斤的胖子，十分怕熱；但現在的我，挺耐熱的，節省不少冷氣開銷。連臺灣夏季溫度日日創新高，我還不像以往那麼怕熱，猶如天壤之別；這都是因為低熱量的關係。但是老婆大人看我冬季怕冷，衣服穿得多，就會挖苦地說：「不是很營養嗎？還會這麼怕冷喔！」我只能回答她：

「我是因為沒有熱量所以怕冷，並不是因為沒有營養。」因為我很營養，但沒有熱量，這則對話進一步說明營養非熱量的概念，跟體質並無關聯，純粹熱量多寡造成的現象；溫度變化只是天氣現象，別拿來我面前小題大作，只會被我電，你的觀念錯誤！哈！哈！哈！

基本觀念不再混淆後，接下來我要說的觀念是食物。食物會帶來熱量，但也不用過份擔心，畢竟食物的組成就是碳水化合物、澱粉、糖類、蛋白質和脂肪等，不出這三大項目。前面說的一克燃燒四卡或九卡的「卡」，就是熱量單位，可是一卡能有多少營養，完全不得而知。所以營養不是一克幾卡，它沒有熱量單位；卻有一些類別，例如維他命、礦物質和植物類黃酮三大類，都不是用「卡」當作計算單位。因此可知營養素的單位不是「卡」，表示沒有熱量。正因為沒有「卡」這個熱量單位，才使得普羅大眾感到陌生，長久以來混淆不清，搞不懂「營養」究竟是什麼？可是又聽坊間傳聞討論一大堆，看了許多電視或電台購物的廣告產品，買了一堆保健食品，以為吃了就好，就有效；以為自己需要，可是吃了後又沒什麼改變，所以我都笑那些笨蛋吃的是「兩心」——吃心安和吃心酸。

吃了那麼多和那麼久，究竟吃出了什麼呢？這真是大哉問！於是乎，出現五花八門的派別，有的說保健食品應該吃，吃了有幫助；卻也有研究報告指出都是多吃的。我還是那句話：要看你吃什麼？怎麼吃？懂不懂劑量的調配？前面提過營養有效與否，取決於劑量。舉個大家都「滾瓜爛熟」的維他命C為例吧，大家都知道每人每天所需最少一千毫克。也知道維他命C有很多作用，最討喜的莫過於「抗病毒」，可幫助人比較不容易感冒。但我們常常會出現一個迷思：感冒了要多攝取維他命C。大錯特錯，每天你都要攝取，不是等感冒才攝取。感冒才吃，或許可以減緩一點症狀；倘若平日吃的充份足夠，應該就不容易感冒，所以何不平日就攝取充足呢？話說回來，不會感冒，不被病毒侵入都和攝取的劑量息息相關，最低一千毫克的概念如何建立？日常所見拳頭大小的柑橘類水果，一顆約莫五十毫克維他命C，別以為檸檬很酸，含量就比較高，其實也是五十毫克左右。換句話說，你每天要吃二十顆檸檬或橘子，才足夠一千毫克。只要一天不吃就有可能感冒，更別提你有可能天天吃這麼多顆柑橘類水果嗎？再者，吃進一千毫克，經過胃和大小腸等器官後，如能吸收五百毫克，已是非常非常好的狀態，大部分的人吃進去都吸收不到五成。於是最保險的劑量為每日兩千五百毫克。你一定會說：「拜託！要能每天吃滿二十顆都不可能了，哪有可能吃到四、五十顆？」可是維他命C的攝取又非常重要，該怎麼辦？就連癌症病患每日點滴兩萬毫克的維他命C都有益無害，可見維他命C的補充多麼重要，單單一個小小的維他命C就有這麼多的學問，令人眼花撩亂，更別提還有那麼多其他種類的營養素；所以我才說吃那麼多，還是「兩心」而已。

維他命C的作用和好處太多了，忠實讀者到此一定也會發現，我在《笨蛋！問題都出在醫美》一書中提過，讓皮膚保持彈性豐潤，不容易產生皺紋的膠原蛋白，就要倚靠大量維他命C的吸收及合成；更別說還具有抗氧化、抗老化和保持血管彈性的作用。但是，你以為每天卯起來吞，吃下大把大把的維他命C就有用嗎？前陣子才報導過愛美女性天天狂吞維他命C加膠原蛋白，三個月後急速發胖，並造成肝腎負擔的新聞。所以，你還覺得「多多益善」和「多吃多營養」嗎？還有，你聽過「左旋C」嗎？不小心買到了左旋，吃得很開心，到頭來發現自己是白癡，白吃一堆浪費錢。因為維他命C還可分為左旋右旋，坊間所說的「左旋C」是擦在皮膚上的，只有右旋性的維他命C才會被人體吸收；但這些你都會分辨嗎？說到底，還是資訊不對等的落差；還是不肖商家把你當白癡耍！所以我推崇「營養」，因為真正足夠的營養劑量，是日常食物吃不到的。而關於劑量，眾說紛紜，後面我會再深入討論。但至此，你已經明白了解，何以我會說「營養」絕非「熱量」，兩者絕不相同，不會成為比例。我們需要熱量，但不要太多，多了就導致代謝性疾病。可是營養是必須的，所以所謂的健康方程式是什麼？

2.2

減熱量增營養
才有機會逆轉

坊間有許多傳聞或公式，例如身高加減乘除多少之後的體重就是標準體重，或是體脂肪數值要多少才標準；但在書裡，我不太提這些，因為這還是落入數字的迷思中，難道公式所呈現的數值和你的營養程度有必然的關聯嗎？舉例來說體脂肪數字，二字頭就是有點胖了，要保持在一字頭沒錯，但要如何保持？我們從外觀目測，一個人如果有明顯小腹，體脂肪有可能就是三字頭，脂肪堆積過量了。所以我才會一再強調肌肉的重要，擁有八塊腹肌的人，他的體脂肪會是十五以下，絕對不會過高，因為都鍛鍊為肌肉了，就像我現在都維持在十二左右，這幾年穿任何衣服，都能穿的很有型，更別提西裝畢挺，總被友人們稱讚為衣架子……這些都代表我將體脂肪控制得非常好，也證明營養很好。就像大家會拿連勝文和林書豪，兩人相同的身高體重作為比較——就差在脂肪和肌肉的比例。

這些都很難只靠減重做到，因為減重只是減輕重量，體重輕不表示有肌肉。例如有些人六十至七十五可能都是正常體重，而體脂肪數值十八到二十四之間的範圍太大，可以差了十幾公斤。所以還要加入其他指標，像腰臀比就是不錯的指標。男性腰圍應小於九十公分，女性應八十公分，每多一公分，慢性病和代謝性疾病風險也隨之提高。這個小節提到的都是用不同的指標和視覺所測量出的標準，為的是和大家說，只靠單一指標很難判定。或許有人會問：「所以只要補給充份的營養就好啦，熱量高一點應該沒關係吧？」話雖如此，但還是要消耗熱量，還是會遇到熱量過多的問題，還是會失敗。綜合前面所言，一言以蔽之，就是「減低熱量，增加營養」罷了；也只有這樣，疾病才會遠離你。

2.3

營養醫療
不是食療

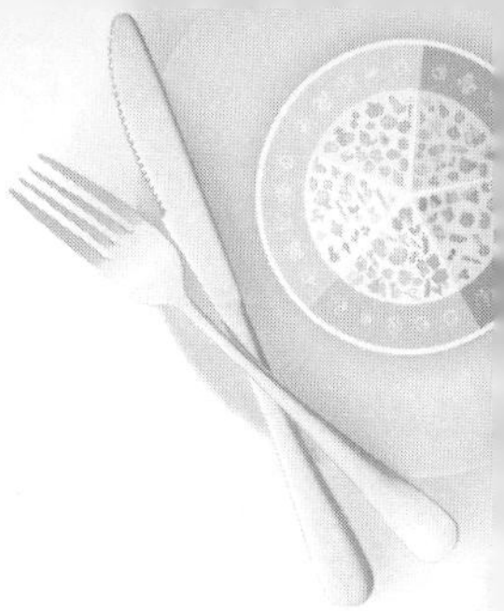

如第一章所言，食療的方向正確，但始終無法觸及核心問題，劑量只是其中一個原因。概念正確，但不可能因為你多吃了什麼，而達到逆轉疾病的境界。曾經我遇過一個專門販售果菜調理機的業者，強調只要每天喝蔬果精力湯，慢性病就可以好，聲稱以此醫好多少癌症病人；天花亂墜，講得自己好像醫生一樣，那醫生給他當就好了。但是遇到我，噤若寒蟬，不敢大放厥詞，講自己那套多行。真令我好奇那些病患都是被他逆轉的嗎？他是憑藉什麼「治好」癌症呢？不過，話說回來，就算只有百分之一的對，我也不能全然否定，畢竟，食療的大方向是對的。搞不好瞎貓碰上死耗子，還真的有一個個案因此好轉，我也不會把話說死，畢竟什麼都有「可能」。

這讓我想起有次上了一個談話性節目，和我一起上通告的是位飲食非常養生的教授，他每天都要喝二十多種蔬果打成的精力湯。或許有讀者會猜，應該是要分享他成功的養生食療吧；但是，其實他卻罹患了肝癌，他分享的是自己罹癌抗癌的心路歷程。患病後，他也問過自己，為何明明吃得這麼健康養生，卻還是「中獎」呢？我只能說，吃得健康養生，完全只是主觀的感覺；你只是覺得自己吃得很養生很健康，自我感覺良好罷了；多吃了幾口蔬果、多吃了一些藥膳、多吃了幾顆保健食品，或是多喝了幾杯蔬果精力湯……誰都可以說自己吃得很養生很健康，都可以討論得頭頭是道，但卻只是瞎子領瞎子，兩個人都要掉進坑裡。

永遠都是各人不同的體會，聽來聽去，然後咧？然後就沒然後了嘛！能帶你走向什麼終點？最後又真的走向了哪裡？套句現在時下年輕人的口語：只會講幹話。所以我才會說，逆轉有「道」，只是這條道路卻沒人找得到，眾說紛紜，各說各話。看似豐富的體驗，說穿了，全部都是錯誤失敗的經驗！當然，在此我並不是說教授吃得養生和罹患肝癌有絕對的關係，只是希望大家不要再落入營養等同於養生食療的窠臼了。常常節目播出後，我當天就會收到許多回應和反饋。有不少朋友告訴我，他們發現一直以來對於營養、飲食和吃的觀念都是錯的，並且還錯得很嚴重，從小錯到大，從頭錯到尾！全部都是

「我以為我知道」或「我以為我是對的」。於是，殷殷探詢，到底怎樣才是對的？居然和應該知道的真理相差甚遠，以至於慢性病和代謝性疾病，如瘟疫般蔓延開來，連醫界都找不到頭緒，到最後只求控制，不急速惡化。醫生無頭緒，民眾甚至患者又怎會有頭緒呢？所以在本書中，我將大刀闊斧，硬派作風，偵錯揪弊毫不手軟；就是要帶你走，走上正確的逆轉之道！所以那些聽到「逆轉」，便眼睛一亮，發現希望，急迫若渴，因此蜂擁而至的廣大患者及家屬，你們有福了。

2.4

食物只能養生，不能逆轉慢性代謝性疾病

食療不等於營養，我們知道和劑量有關，現在我要仔細說明，還和搭配與組合相關。「營養」並非單方，而是複方。包羅萬象的營養素，都要均衡，搭配組合要正確，劑量要足夠，各方面缺一不可。講起來非常專業，龐大而複雜，難度極高，所以我開的是「營養處方」，處方的藝術就在這裡展現。搭配組合不是說數量種類多就好，上百個瓶瓶罐罐的組合就正確嗎？難道每個人都買得起上百瓶營養素嗎？絕非「數大就是美」，多多益善的迷思。均勻平衡才是美，剛剛好才是最好。在有限的預算內，開出足夠營養的處方。我在外面遇到過很多傳直銷的業務，只會唬爛講幹話，強調有效，要人照三餐吃，吃越多越好，日日吃到上百粒？其實是為了賣產品所得的利益！根本不是處方的概念，這些保健食品的廠商當然鼓勵大家多吃，一來他們自己不用花錢，再來荷包賺飽了，何樂不為。

所以我才會說，如何在最低的，足夠的劑量下，做到逆轉，是處方的藝

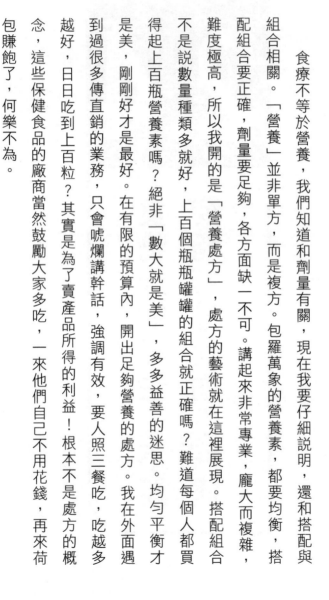

術。更別提我們的胃納量，無法這樣大把大把上百顆的吃。綜合以上種種考量，才能搭配組合調劑處方。當然，可能你會說「搭配組合」是很模糊的概念，到底是誰搭誰？誰為主，誰為輔？搭配的邏輯是什麼？組合的目的和效果是什麼？其實，開處方就像抓藥一樣，藥與藥之間有彼此的互動，相輔相剋或相抵；營養素當然也會如此，這都是高深的學問。營養素的種類百百款，亂吃隨便吃，又只是吃「兩心」而已。

所以食物就留在食物的領域吧！「養生」對我而言是個無感的詞彙，因為它從來沒有告訴過我什麼。養生一直提，可是會得肝癌就會得肝癌，也沒見它真的好過，更別提逆轉至未發病前的狀態。又提到「感覺」問題，養生的標準到底在哪？自覺養生，就真的很養生嗎？那，怎麼還會慢性病纏身，痛苦不已呢？教授也自問飲食如此養生，怎麼還會得肝癌呢？難道是壓力嗎？還是什麼造成肝癌？其實這些也很難證明，但，生病了就只能面對。壓力大小也是因人而異，同一件事情，卻有不同的主觀感受，有些人覺得壓力山大，有些人覺得輕若鵝毛，壓力的單位到底是什麼？能夠量化嗎？

例如疼痛有評分的標準，疼痛指數一至十的感受，都是主觀的自我評斷。同樣的傷口，有人覺得疼痛指數三，有人或許覺得已經來到五。但，他說多少就是多少。我以這兩者做了一個簡單明瞭的比喻，說明主觀的評斷其實沒有標準可言。當別人隨便說說的時候，我當然就隨便聽聽。我推崇營養，是經過自己和親友的深刻體驗，身體力行。光是間歇式禁食，我實行兩年多之後，才有朋友推薦我去看相關醫學網頁；當天我從頭看到尾，赫然發現原來我實踐的，就是這個網頁所寫的內容。就像獲得諾貝爾獎的研究，在不同的國家，不同的學者，做同樣的研究實驗，也會獲得同樣的結論。這也告訴我們，真理就是這般，深刻且一致。回過頭來看我的專業和營養，豁然開朗，融會貫通。如果我沒有親身經驗，沒有逆轉我父親的糖尿病，沒有親友和成功的案例；套句年輕人的話：我只會嘴一波。成為只會嘴砲亂唬爛的人。

我父親當年在實行間歇式禁食時，一開始不習慣飢餓，血糖降低。當時就

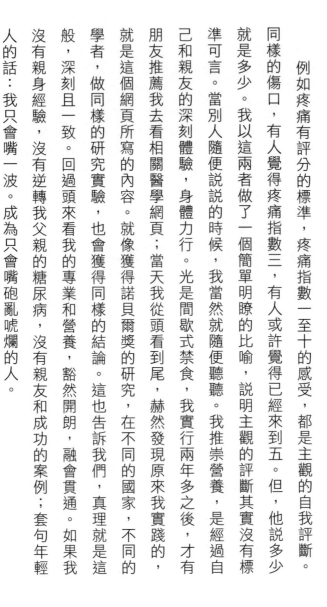

有人說要給他吃糖，我堅決禁止，只讓他吃了一顆滷蛋。為什麼？因為吃糖所補的糖份，絕對會超過，一超過血糖就會飆高，又吃藥控制……好不容易踏上逆轉之道，為何又走回吃藥的單行道呢？這也表示那些人沒有找到路，沒有找對路，仍舊是瞎子領瞎子，引人下地獄。有時候我也會想，不要怪那些醫生，他們就只知道開藥，專業程度也只到這裡。沒有思考的笨蛋，自以為在思考，被我戳破還不承認！喊冤似地反駁：「我醫學院都讀完了，也出來行醫多年，書本不都這樣寫！」好吧，我只得不看情面，迎戰或挑戰。

我的臉書粉絲專頁有位特別的網友，人在中國大陸，想方設法翻牆，建立臉書，就是要和我連線。因為而立之年的他，罹患糖尿病後，經歷開藥吃藥開藥的日子，血糖還是飆高，快要打胰島素了。眼看同年紀的人，春秋鼎盛；難道他就得拖著病體過一輩子嗎？心有不甘。就是這份不甘心，他才四處搜尋資料，發現我的理論，這才與我的臉書粉專結緣。他看完我所有的演講影片和著作，一絲不苟地照表操課，拚了老命的跑步做運動，每天在臉書動態報告量出來的血糖有多少。幾個月後，他終於逆轉了糖尿病。之後，他下了一個結論：

「糖尿病是門偽科學。」因為他自己親身證明了。此言一出，說得真好，眾人皆為之驚異且震撼。其實，我因為忙碌，所以很少回他，只是每天看著他的留言和臉書日記，這一切的逆轉，全憑他自己看書看影片，認真實踐。「太驚人了！難道這樣也可以逆轉？」是的，所有聽到他故事的人，都會這樣問我。而我總是反詰：「為什麼不呢？」他這樣都可以逆轉，更何況是你；除非你被自己的無知困住。

我的讀者或粉絲，隨隨便便瘦八公斤或十公斤的人太多了。有對臉友夫妻，太太年初的時候抱怨先生婚後越來越胖，先生讀了我的著作後，一樣按表操課。幾個月後，瘦回原本陽光帥氣的模樣；現在太太不再抱怨，甚至比以前更甜蜜，夫妻倆天天在臉書高調曬恩愛，太太時常感謝我幫她找回老公。天啊！我需要墨鏡，太閃了。常常 tag 我，還高喊劉醫師萬歲，真是太可愛了！先生也感謝我幫他找回標準身材，自從他離開軍校後，就越來越胖，沒想到還有機會回到過去。是啊，回到過去，這就是逆轉。更別說我聽到最有趣的說法是，有些讀者會將我的書放在床頭櫃，好像每晚睡前讀一下可以救命似的，真是備感尊榮；我著書立說，正是希望能為人們帶來助益。有時候也會想，幫助了那麼多人，有些人逆轉的程度大到連我自己都難以想像。一本書買來也沒多少錢，我只有領版稅，乍看之下我好像沒什麼改變，沒因此一夜致富；不過，我感謝上帝，因為祂恩賜我的遠遠大過於我所能想的，阿們！

2.5

越少食越營養

你相信嗎？越少食，你會越營養！基本概念是因為少食，所以減少熱量，相對來說，營養會變好。但是，有很多情況還是得要主動補足營養，要看是什麼疾病，症狀輕重，決定補充什麼營養。但是，少食不吃，和厭食症又不同，兩者又不能劃上等號。我有位作家朋友，身材圓潤，大家都以為她的身材是「吃」出來的，但沒人知道其實她飽受厭食症之苦。但厭食少食，並未讓她變瘦，反而讓她越來越胖。訪遍群醫，得到的不外乎是內分泌或荷爾蒙失調、水腫之類的答案。長此以往，中藥西藥都吃了不少，可是她從未健康的瘦下來，從未找出真正的原因，只能消極地任憑體重反覆起落。

我告訴她，最常見的原因就是水腫，體內的水沒有去到該去的地方，卻又甩不掉這些水分；這就表示營養出問題！於是我跟她分享了一個和「水」有關的案例，正是第一章我提到成功逆轉肝硬化和腹積水的媽媽。當女兒第一次帶著媽媽來找我時，大腹便便，嚴重腹積水，簡直快要爆開了，已達到抽腹水的條件，足部腫如同象腿，行動不便。因為媽媽肝硬化，肝臟機能衰竭，無法製造白蛋白（Albumin），以至於「腹水難收」，如此腫脹。白蛋白的功能簡單來說，就是將水分維持在細胞和血管裡面。所以當它嚴重缺乏時，水分就會滲漏到細胞和血管外，因而導致腹積水。而象腿並不是因為水腫，而是因為血液回流時，被嚴重的腹水壓住腔靜脈，下肢的血無法順利回到心臟，所以足部才腫成象腿。當我使用營養處方，逆轉這位媽媽的肝硬化，其中最快的表現就是白蛋白的數值回升了，肝臟回復了一些功能，這些亂跑的水分，就會乖乖回到細胞和血管中。所以不用抽，「腹水能收」，回到原本的地方。

讓肝的功能恢復一些，再生一點點。其實不是要整個肝都變得柔軟才會好，只要有一點點活過來，功能正常，就能達到不錯的效果。所以我一方面藉著營養逆轉肝功能，搭配乳清蛋白提供製造白蛋白的原料，再要這位媽媽多吃牛肉，兩個禮拜就能改觀翻轉，臉色和體力都變得好多了，肝功能指數直線下降，白蛋白開始作用，這些都能在檢驗報告中看得一清二楚，主治醫師丈二金剛摸不著腦袋。像這樣令人大呼不可思議的案例還有很多，逆轉的本質就是如此。我還打算下次演講時，請幾位案例上台說幾句話，讓大家親眼見證。所以回過頭來說，我的作家朋友雖然不是因為肝硬化所產生水腫，但也是因為缺乏營養，所以水分沒待在細胞和血管裡，於是會水腫。要處理這樣的狀況，我建議她從運動和重訓開始，搭配少食，都要合乎劑量。所以當作家友人對我說：「我也是一天一餐，像你說的口訣，有一餐沒一餐；可是還是瘦不下來啊！」我還是老話一句：「因為妳吃的動的都沒有經過規劃。」所以我會告訴大家，什麼叫做運動劑量足夠、跑步的劑量足夠，以及間歇式禁食的劑量足夠。運動的強度要對，時間要對；不然就算你整天運動，整天都在做，也沒有效果。對的時間，讓你事半功倍，越來越輕鬆。

作家友人的例子很好，有太多人像她一樣被開了一堆藥，卻怎樣都吃不好；甚至還被開過荷爾蒙類的藥物。聽到她的話，只是再度證明我是對的，那些醫生只會開藥，連荷爾蒙都敢用，那麼銳利的東西，只要一點點就能對身體產生巨大的影響，就這樣輕易開藥，而她也就像普羅大眾般，傻呼呼的吃下去。她聽完「腹水能收」的故事後，突然問我，B型肝炎已然成為國病，帶原者也有得救嗎？實不相瞞，我在九歲時得了猛爆性肝炎，差點死掉，媽媽揹著我攔計程車去醫院，司機看到我的臉比他的車還黃，都不敢載我，深怕性命垂危的我一不小心就在車上怎麼了。以前篩檢B型肝炎病毒的技術尚未健全，誰知道哪一袋血液，裡頭有著病毒？當時年幼的我因為貧血，所以必須輸血，因此受到感染，成了B型肝炎患者。肝病之所以是國病，早期幾乎都是像我這樣因輸血而感染；而大部分的肝癌和肝硬化等疾病，都是從B型肝炎開始。

但是，現在的我完全看不出來；不過因為這段經歷，所以我的肝也不是全部都是柔軟的，有一部分早已毀損，我不是只有帶原，是已經發病，真的隨時都有可能蒙主寵召。但就是因為我藉著營養、運動和間歇式禁食逆轉了，讓這些病狀沉睡，回到未發病的狀況。

不然像我這種肝，是罹患癌症機率最高的呢！想來真的非常勵志，非常厲害，所以在此我也要告訴大家，不要因為被診斷，別人給你貼上標籤，你就以為自己一輩子無法撕除，覺得自己就如同廣告詞說的肝不好，人生是黑白。你可以逆轉的，你可以像我一樣改變生命。我也想對主流醫療說：別太傲慢，研究報告一份一份出來，證明主流醫療不論怎麼開藥，就是搞不定慢性病和代謝性疾病，別再目中無人，自以為是了！

由此可見，少食是一個好的開始，大可不必擔心無法獲得營養。大家應該常聽到：有一種餓叫「覺得你餓」。雖是玩笑話，但大家都很熟，都知道「」內可以填入任何稱呼；例如阿嬤、爸爸、媽媽、先生或太太等。回過頭來說，第一章提到我的芳鄰，為何沒辦法逆轉糖尿病呢？問題就在於，有一種餓叫做太太覺得你餓。

唉！我說得再多，還不如太座一句不吃沒營養，好不容易他降下的血糖又升高，又回去吃藥了。這些都是根深蒂固的陳腐觀念，好像沒有吃就會受不了，就會死掉。完全錯誤的觀念，請記得口訣：「越少食越營養。」不用多久，你就會發現，越少食精神越好，越少食免疫系統越好，越少食越長壽，甚至越少食體力越好！不過，少食也是要有劑量的，到底要多「少」才合乎劑量？

所以我都用「餐」來計算。

不免有朋友會問，諸多因素下，開伙不便，只能仰賴外食，可以買便當解決嗎？我從不吃便當，只有熱量幾乎沒有營養，吃了讓你有飽足感，但是所有你不該吃的東西全在便當裡面。

2.6

生酮很營養，但禁食比生酮更生酮

最近熱門的生酮飲食是一個很好的概念，主要是調整所攝取的澱粉及脂肪比例。吃得生酮固然好，也能幫助慢性病達到逆轉的效果，一開始用來治療癲癇，所以在「營養」的範圍裡面，我可以好好說明；我並不推薦生酮飲食，我推薦的是間歇式禁食，就是要你少吃。但，你吃的那幾餐很重要，越「生酮」越好。所以我能吃的那幾餐，並不忌口，尤其嗜食牛肉和羊肉，就是靠近生酮飲食的吃法。就像我之前上節目，主題是「醫生怎麼吃？」對我來說重點擺錯了，我是要告訴人如何不吃才健康，製作單位卻要我談「吃」，希望我多少告訴別人吃什麼好？我只好回答吃牛肉吧！最好將彭巴草原的牛都吃光光。還有多喝黑咖啡，尤其禁食時最需要咖啡因的營養素；咖啡的好處，值得我騰出一個小節來談，感謝上帝恩賜給我們如此美好的營養素。

生酮飲食的相關研究，在我上本書出版後，越來越多，正好來自我的母校——約翰霍普金斯大學，跟我同輩份的教授的研究報告。我們可以從圖表中看

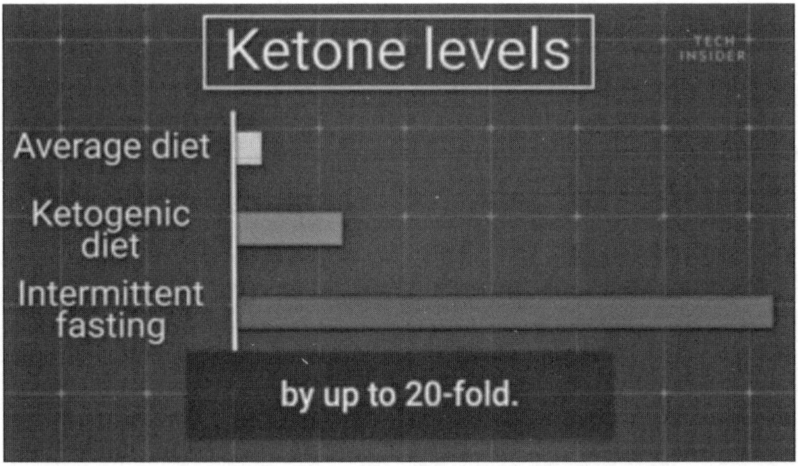

見，第一條只有一點點的酮體，是一般飲食的部分；中間多一點點的，是實行生酮之後，多了四倍；最下方則是實行禁食後，酮體大幅激升至二十倍，所以我才會說間歇式禁食「完勝」生酮飲食。

有些朋友會好奇，究竟「酮體」是什麼？飲食中總會有一些脂肪，藉由中鏈脂肪酸的分解後所產生的酮體，增加慢性病逆轉的可能性。但，我們也可從圖表中看見，還是禁食最生酮，比生酮更生酮！所以，你還會選擇生酮飲食嗎？

上本書我寫「禁食超越生酮」是比較含蓄的說法，但現在，隨著一份份的研究報告出爐，都是證據，替我的言論背書；

現在我可以不用再客氣含蓄，盡管高聲大喊：禁食完勝生酮！

這樣的説法，聽起來雖然粗暴，但我為的是一再佐證並強調：我贊成生酮飲食的吃法是對的，但我更強調間歇式禁食的好處！以往我們被教導金字塔吃法，最頂層為脂肪和糖類，每天少量攝取；第二層是乳製品、蛋、魚、肉及豆類等，可攝取多一些；第三層為蔬果，要再大量一些；最底層是澱粉五穀類，我們每天攝取得最多。但，請注意，飲食金字塔必須倒過來吃，應大量攝取的是脂肪和肉類，澱粉五穀類少食為妙。聽到我這麼説，常有人驚呼：「原來是這樣啊！我都吃錯了！」所以，吃錯就是樣樣忌口，還會怎麼吃都胖；吃對了，不管大魚大肉，都還能維持體重。很難想像我這樣大啖牛肉，隔天站上磅秤，數字居然還會往下降。營養對了，吃對了最重要。有時候我會想，上帝給了我這把金鑰匙，真是莫大的祝福，相對來說，我的責任重大。讓我能夠親身體驗，並展示給眾人看，我知道這些都很難説服人，尤其是那些字典裡沒有「逆轉」的人，那些自以為是的人，那些無知的人。

隨著我的持續推動，越來越多人認同讚賞我的理論，紛紛加入行列；我帶領廣大患者和家屬走上逆轉之道，乍看之下粗暴蠻橫。可正因如此，我才要像戰車一般毫不留情地往前進，消滅路上的障礙物和錯誤觀念；沒路也要壓過、輾過並開闢一條正確的道路。看似不講「道理」，實乃真正的「道理」！

【大劉醫師這麼說】大營養素和小營養素

大營養素：

從大地可汲取的營養，我們強調至高上帝創造萬物的美好，每樣動物，特別是牛肉，和植物，特別是綠色蔬果，都有它特別的營養成分。我們不應該偏倚單一食物，而應注重整全攝取。另外我們應避免精緻的食物，儘量天然，不要太多加工；避免糖類，它是令人上癮，穿著糖衣的魔鬼，也是所有疾病起因的殺手。譬如：珍珠奶茶、印度拉茶、各類冰品及蛋糕……避免精緻的碳水化合物。不要攝取過多的澱粉，例如：飯食、麵食及麵包等等。小心食物的添加劑，和外面不純淨的炸油。

以前限制鹽的攝取，這觀念現在沒有那麼強調了，咖啡更加沒有限制。以後我們也鼓勵更多創新的烹煮食物做法，鼓勵加進油脂，好的中鏈脂肪酸，如椰子油或橄欖油，傾向生酮飲食。

小營養素：

雖然微量，可是它在我們維持健康平衡中是不可缺乏，缺一不可的，所以我們稱它是essential。營養處方籤則把各類維他命、礦物質、胺基酸、草本藥草，例如阿根廷的馬黛 mate 茶、大豆異黃酮、Q10、抗氧化劑、冬蟲夏草、薑黃素、牛初乳及蕃茄素等等。把它劑量化，成為醫生給個人量身訂作的處方。

例如面對長期疲倦、虛弱 Chronic fatigue 的病人，醫生可能就病人個的情況，會做以下不同的診斷和治療選擇：

- 避免精製糖份的攝取
- 少量多餐
- 避免產生過敏或發疹的食物
- 補充甲狀腺荷爾蒙
- 給予特別的營養：例如鐵劑、鉀、鎂等微金屬
- 維他命 B_{12} 肌肉注射

而且採用多元複合式的療法，更有協和、加成及互補的效果。

【大劉醫師這麼說】營養處方的八大好處

之前提到運動和禁食，當然不可或缺的第三隻腳就是「營養處方」。好品質的營養處方，甚至對健康的人，都有下列的功效：

1. 增進免疫力
2. 增加抗氧化的防禦能力
3. 減少罹患心臟冠狀動脈疾病的風險
4. 減少罹患中風的風險
5. 減少罹患癌症的風險
6. 減少罹患退化性關節炎和白內障的風險
7. 減少罹患老年失智症、癡呆、巴金森、氣喘、慢性肺阻塞疾病和很多

慢性退化疾病的風險

8. 對正在邁向慢性疾病的病患過程中，能有效逆轉的潛在可能

若這些慢性病患者，將這三樣武器一起執行：有規律的間接性禁食、持續的運動和適當的營養處方，就可以不用　身一直吃藥？

答案是肯定的！

Chapter 3

飢餓很醜但溫柔，不憑感覺，用意志愛她！

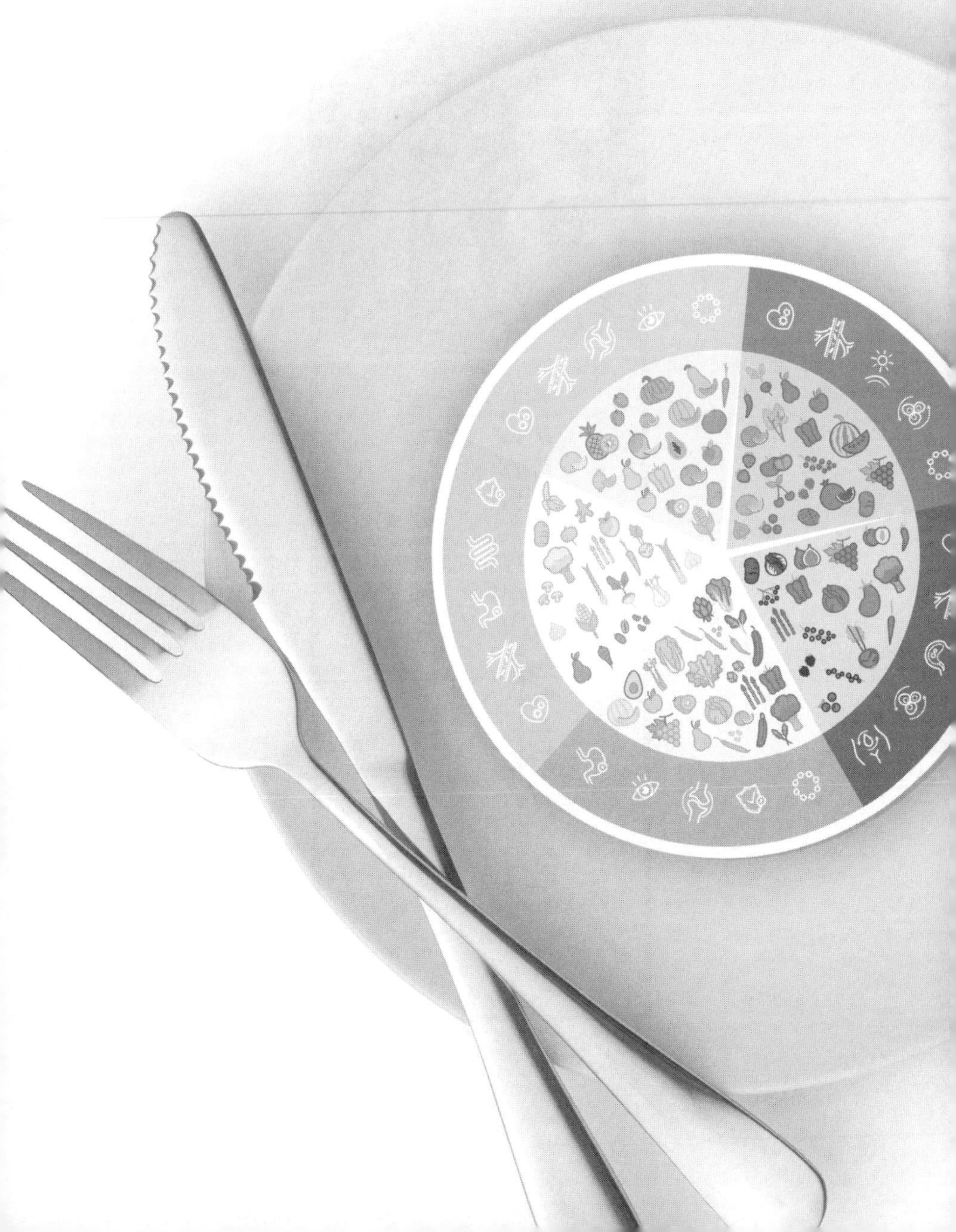

3.1

愛上禁食——減脂增肌才能逆轉

或許慢慢地你已經發現慢性病無法「治癒」；說真的，我也不會用「治癒」來形容，因為這關乎基因，這些慢性病和家族性疾病，早已都鏤刻在你的基因裡，不可能像移除病毒程式般拔除疾病。但在症狀和疾病的進程裡，卻有極大的機會「回到過去」；是的，就是回到發病前的狀況。所以家屬和患者們心心念念的就是想知道我如何做到？如何幫他們逆轉，回到過去。這些拿出理論都不是問題，但我更想拿出自身案例，讓大家親眼所見。

講個小插曲，友人F君的助理是個剛退伍幾年的年輕小夥子，平時就有健身重訓的習慣，看完我的節目，隔天告訴F君：「我記得劉醫師是你的朋友，所以昨天轉到節目時，想說看一下好了，聽聽醫師怎麼說，沒想到居然把整集看完了。天啊！原來我那些飲食和重訓的觀念都是錯的，太震驚了！幸好我沒轉臺。」當F君和我聊起時，我並不意外，因為慢性病和錯誤觀念是不分年齡的，好比糖尿病絕非老年人的專利，之後我會再提一個小故事說明。

一般人都會以為年輕人身強體健，離疾病還很遠，不會有興趣吧。但是不論哪個年紀，觀念錯了就要導正，年輕人更要知道什麼是對的，更要在疾病尚未發生前，就讓遺傳疾病的基因沉睡不表現。至於年長者，越來越逆轉的狀況也是會發生的。所以，別再說上健身房都是年輕小夥子了，全民不分齡，都走進健身房。例如瑞典及挪威等社福制度良好的國家，和臺灣的政策完全相反。在臺灣，等到高齡失智或失能，才投藥或照護；但他們卻是建構大量的中高齡健身房，他國遠見，挹注心力資源，大幅減少相關醫療費用。臺灣幾時才能跟進？

什麼時候我們的中高齡人口才能走進健身房，而非坐在樹下泡茶閒聊？年老年長者並非不可逆轉；因為我諮詢的案例太多了，他們現在越跑越開心、越釋放、越自由，甚至是行雲流水的境界。年紀，真的不是問題。我都打算維持每週跑五十公里一直跑到九十八歲，甚至一百一十八歲。但還是回到那句老話：無知才是最難逆轉的疾病。你找盡種種藉口，就是為了告訴自己：「我做不到。」於是你繼續走在黑暗的單行道，你將自己的人生鎖死了，走進死胡同。

我本身，以及每個案例，都是將「不可能」逆轉勝為「可能」。F君接下來還告訴我，不只是他，現在連助理都成了我的粉絲，認真研讀我的書和影片，顯而易見，他們已經開始走上逆轉的道路。如前面所言，普羅大眾的迷思之一就是人的身體健康機能必定回隨著年紀一同老化，但是，我必須要告訴各位，肌肉並非如此；只要經過足夠的鍛鍊，再加上每天動一動，負重承重，肌肉絕對不會萎縮，反而會越來越好，就從肌肉開始帶動逆轉。「滾石不生苔」和「流水不腐，戶樞不蠹」的常理我們都知道，身體當然也是。但那些百分之八十五，缺乏思考的笨蛋沒有遠見，總是想著逆轉不可能，自己做不到。到底什麼時候，臺灣才能見賢思齊，好好規劃建構有效鍛鍊肌肉的中高齡健身房？

F君也好，作家友人也好，他們都帶著周遭親友，走上我的逆轉之道，緊緊擁抱間歇式禁食的好處，開始運動減脂增肌，不約而同地將我說的這句話：「飢餓很醜但溫柔，不憑感覺，用意志去愛！」變成他們的簽名檔。

3.2

沒病時看不出營養是否缺乏

人性很弔詭，常說居安思危；卻往往做不到。為什麼呢？因為當你健康沒病時，看不出是否缺乏營養。總要等到病狀出現，才驚覺「笨蛋！問題都出在營養！」一般來說，疾病最怕的狀況是什麼？就是從慢性變成急性，例如心血管慢性病，最怕中風或心肌梗塞。變成急性，就得急處理，常常令人驚懼萬分。舉例來說什麼是最急的？像伊波拉病毒就是，一得病只有七天的時間，若能捱得過，終能康復；同樣的，撐不過就離開人世。來到千鈞一髮之際，才能知道免疫力是否夠好；但往往已經來不及。由此可知，關鍵就出在營養。平常所攝取的營養若是充足，免疫力當然好。

3.3

越肥胖，營養越不良

脂肪裡面充滿了能量，但問題是我們得先燃燒脂肪，才能漸漸往健康靠近。過多的脂肪在身上就是負擔累贅，所以在本章節，我會教你如何以禁食和運動的方式燃燒脂肪。脂肪的恐怖在於，只要多出來，就能找到地方堆積，哪裡都可以堆積。所以才會有越來越多人變成「西洋梨」，長出「蝴蝶袖」和「鮪魚肚」。不然你以為那些體重破百公斤，或高達六百磅的胖子是怎麼煉成的？所以減重是一時的「工作」，減脂肪卻是一輩子的「事業」。總而言之，你永遠有脂肪可以燃燒。而且，只要能夠一直燃燒脂肪，就能夠一直營養，一直健康；會越來越營養，所以你就要給予身體營養，好讓脂肪燃燒。可以從圖表看見禁食的小時數和燃燒脂肪的強度，隨著時間的增加，燃燒脂肪的效率也越高。吃完食物後的零到六小時，是燃燒吃進去的食物，幾乎沒有燃燒到脂肪；六至十四個小時，則是燃燒血糖，血液中的糖分；從第十四個小時，例如晚上六點至隔天早上八點，開始啟動，準備要燃燒脂肪。可是偏偏這時候我們又要吃早餐，破壞正準備要燃燒的脂肪，又回到零，前功盡棄；所以永遠都沒燃燒到脂肪，永遠都在堆積脂肪。接著往下看，第十六到二十四小時之後，燃脂的

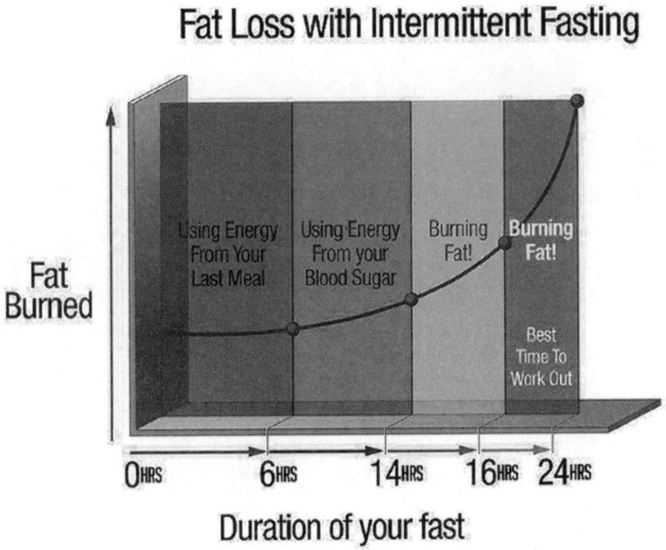

狀況開始飆升，因此要想辦法拉長禁食的時間。

所以我才會開玩笑地對作家友人說：「雖然妳得了厭食症很痛苦，可是妳都厭食錯時間了呀！沒有燃燒到脂肪。」我每週進行兩次，每次為期四十八小時的禁食，你就知道我是如何燃脂了。我燃燒掉的，遠遠大於我吃進的脂肪。不要再覺得沒吃會怎樣，會死掉了。我一週只吃七餐，不是活得好好的嗎？活成擁有八塊肌，人人稱羨的鋼鐵醫生。讓自己藉由禁食，減脂增營養，再憑藉這些營養讓器官達到它的功效。想讓器官好好運作，脂肪就是最佳燃料，那麼多堆在身上百害無益，快點燃燒吧。靠食物補充營養是不夠的，越肥胖，營養越不良。食物只能讓你活著，唯有營養才能讓生命活出光彩，更能體驗生命的廣度、寬度和深度。擺脫沒營養的生命，別活得膚淺，你以為食物可以帶給你營養，但你總是押錯寶；你真正該押的是營養。我常以小別勝新婚作為比喻；當你能真正吃對吃好每一餐時，才能像我一樣真正享受美食，進食便有了期盼，每一餐的品質都看重，而不是隨便應付。所以我也常常跟人分享吃紅肉搭配紅酒的愉快體驗，當紅酒中的單寧酸，遇上紅肉的營養，所產生的血清素，叫做「上天堂的荷爾蒙」，帶給人宛若置身天堂的美好感受。

我和大家分享或建議的都是方便易得，輕鬆可行，也不會有那麼多的藉口。吃的牛肉和咖啡，不用等級多高，一般的牛肉可以，便利商店的黑咖啡也可以；但千萬不要買罐裝的咖啡，可能添加糖或奶精。建議大家跑步也是，一雙運動鞋，隨處都可跑；游泳或皮拉提斯當然也行，只是去游泳池對多數人來說不是那麼方便，皮拉提斯也不是隨處都可做。這些部分我的上一本書也都有提，再次提出讓大家加深印象。

3.4

咖啡是上帝的恩賜：好教案，好營養！

咖啡是營養的好教案；常聽人說喝了會心悸或上癮等等不好的作用。但，這才是它的「好作用」！夜班工作人員需要咖啡提神，由此可知，對你來說是「副作用」，但對別人來說是「好作用」；端看你怎麼用。我常笑說：「睡得著，喝一百杯咖啡也沒問題。」只要不影響你的睡眠，儘管喝就是了！不要因為晚上睡不著而停止喝咖啡，維持下去，慢慢地，耐受性就會增加了，這又和上癮不同。從一開始的一杯，到第二個月的兩杯；今天一杯的「劑量」，或許下週變為兩杯……到後來你會發現，這些副作用對你而言已不存在。

這張圖表很有趣，英國 King's College 的神經學教授在 TED 的演講，裡面這麼多框框，都是有益，要多做的，越大框框越好。沒有框框的就是無益，甚至有害人體的部分。我們可以看到高糖分、高飽和性脂肪、酒精過量，與缺乏各種維他命，都是不好的；但是咖啡因、藍莓、白藜蘆醇、魚油、葉酸、鋅、植物類黃酮、薑黃、熱量限制以及最大框的「間歇式禁食」，這些都是好的。我上一本書也有提到，禁食可幫助海馬迴的細胞再生，幫助治療失智症和阿茲海默症。初期失智症，可靠著生酮，或每天喝兩匙椰子油，漸漸有所恢復。海

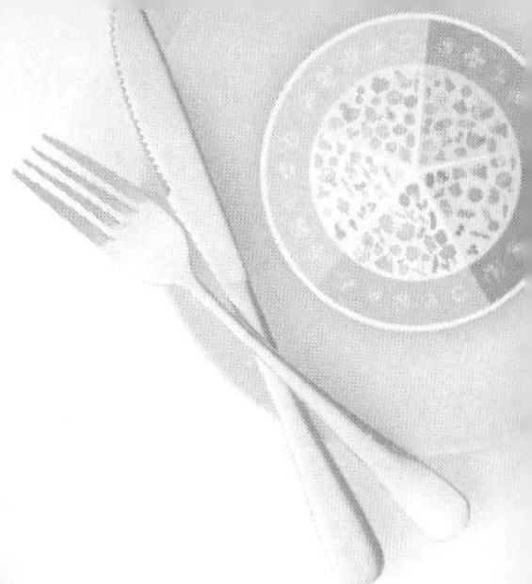

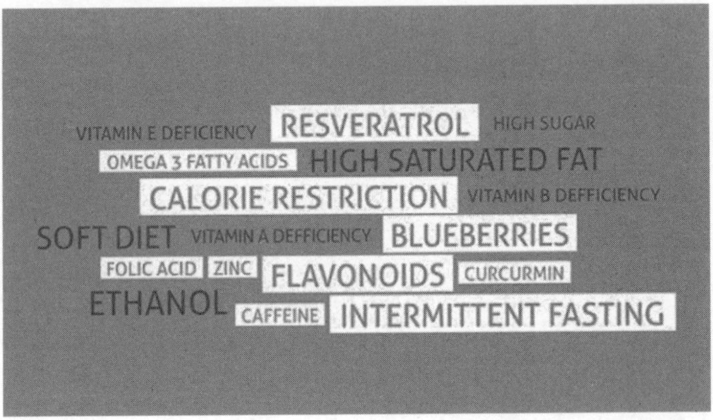

馬迴有再生的可能，是多麼鼓舞人心，這並不靠任何藥物，只靠禁食。熱量限制也經過兩組糖尿病患者的實驗，甲組正常飲食，服用藥物；乙組一天只攝取四百卡。三個月後，乙組體重減少超過十五公斤的人，有百分之九十以上，糖尿病獲得逆轉。未超過十五公斤的人，則有百分之五十六獲得逆轉。但正常飲食服藥的甲組，仍舊沒有人逆轉。也有以白老鼠作為實驗，甲組一天三餐吃到飽，乙組則是一天只吃一餐，結果乙組居然可以活得比甲組更久，高達一倍。

植物類黃酮，粗略來說，就是植物外層那些花花綠綠的顏色；在我的營養處方裡，常常扮演重要的角色。這張圖表再度驗證營養的好處，是日常飲食所無法比擬的。而我的營養處方，每一種營養素都有，而且都是頂級，這些全都幫你準備好了。我無法盯著你跑步和禁食，我知道偶爾你也會想偷懶不跑步；此時我的營養處方就是一雙透明的手，直接伸入你的體內進行逆轉。不過，你自己也很清楚，只有禁食、運動和營養，三管齊下，才能即刻逆轉。根本不靠藥物，這才能帶來醫療改革。要是我沒有強有力的論述和佐證，那些妖魔鬼怪怎會現形。

咖啡是極佳營養素，我要你攝取是因為它有極多好處，例如延年益壽、提升免疫力和增加營養等。可是臺灣人真的很奇怪，總要說咖啡會刺激胃酸分泌，其實不然，又是「劃錯重點」，陷入迷思。為了怕咖啡刺激胃酸，所以加牛奶，可是你錯了，牛奶才是刺激胃酸的元兇。或是有些人總說咖啡會讓鈣質流失，讓骨質疏鬆。其實，骨質疏鬆是因為你更年期到了，真的不要牽拖咖啡。喝黑咖啡，好好跑步，保證你的骨質健康得很。這些都是長期被誤導的部分，然後你還說你懂「咖啡」。我實在無法忍受這麼優質的營養素被誤導。我平常禁食，就是靠著一杯又一杯的黑咖啡，就連我看診及開會，都要和大家分享黑咖啡的好。咖啡給我靈感，熱量只會讓我昏昏沉沉。現在，你可以安心的喝咖啡了吧。

記得，要喝不加糖和奶精的黑咖啡，喝完去跑步；你會獲得這份上帝恩賜的好營養。

3.5

如何運動才營養

上本書已經提到了三餐如何吃的概念，當時營養只是略提，畢竟任何一門學科都是由淺入深，先備概念還是得建立。但事實上，營養才是最重要的主角，也是我的終極王牌。有不少人從上本書提到的禁食和運動就獲得逆轉；但若慢性病較嚴重的患者，還是得要靠營養逆轉，也就是我為何要到最後才出版這本書的原因。有了正確的基本概念，我才能深入探討營養，正是本書精髓所在。

運動也可以營養？想必許多人不明所以。運動分成有氧和無氧；跑步和重訓皆是有氧，上一本亦有深入說明。本節的重點在於「肌肉」，每個人都有兩百零六塊骨骼，和六百三十九塊肌肉，上帝給我們就是這麼多，不會因人而異。很多人過來找我諮詢時，常常會說：「劉醫師，別開玩笑了，我哪有你那麼多塊肌肉？」那是因為你的肌肉都埋沒在脂肪堆裡，自然只有團結的「一塊肌」。講個故事，文藝復興時代的巨匠米開朗基羅，雕鑿出了永垂不朽的大衛像，常有人問他如何雕出大衛像？米開朗基羅如是回答：「大衛早就在這塊石頭裡了，我只需要把多餘的部分給拿掉。」同樣的，你早就具備這些肌肉了，現在你只需要將多餘的脂肪去掉。沒有練成肌肉，脂肪堆在身上只是增加代謝的累贅。可是，一旦開始鍛鍊肌肉，它就會成為代謝的好幫手。

越專業的運動員，越能運動出營養，因為他們懂得規劃。簡單以兩個輔導個案為例，一位是新北市成棒隊的劉士綱選手，另一位則是划船的國家級選手。划船選手平常飲食是青菜白飯隨意吃到飽，肉類只有一點點，有概念的讀者一定知道是哪裡出了問題。沒錯，澱粉類吃到飽，怎麼會有營養呢？給了很多的熱量，卻沒有給予肌肉所需的爆發力。這個例子，再次凸顯營養和熱量的差異。

3.6

運動員為何還需做營養規劃？

身為運動員，更需要專門的營養規劃！他們練球或運動都有教練指導，我則是他們的「營養教練」。因為，運動場上的決戰關鍵點在於時間，就算只快半秒或多一公分，都會影響勝負。這個時候，肌肉的爆發力就相當重要，同時在此當下，壓力也到達頂峰。當巨大的氧化壓力一來，運動員將會暴露在極高的危險中，所以運動員猝死在場上的新聞並不少，因為氧化壓力超過臨界點，卻又無法處理。倘若平時營養足夠，就能及時化解氧化壓力，中和自由基，因此可以撐過去，健康安全下場。例如跑步選手，心臟要非常有力，才能將血液輸送到四肢及末端。有些選手會讓心肌肥大，獲得更有力的支持。想像一下心臟練了肌肉，變得肥厚；殊不知肥厚本身就是一個極大的危險，有可能自身缺氧，進而猝死。在無法自覺心肌肥大的狀況下，平時運動鍛鍊，看起來都很正常，但比賽的高壓來襲，就很容易發生問題。這也就是運動員，何以需要「營養教練」的原因。

越專業的運動員，越願意分配高度預算在營養上。例如NBA球員，有「小皇帝」之稱的詹姆斯（LeBron James），每年花在營養的預算便高達百萬美金。唉！若我也有這樣的百萬美金客戶就好，就能專心當「御醫」了。

其實，每個人都有氧化壓力，只是運動員比一般人來得更高。回過頭來說，那些身價高貴的運動明星，身體健康更為重要。試想，他們若是感冒，一來有傳染整隊的風險，再者，因此不能出賽，球團的損失難以估計，更別說處於賽期了。所以他們都有專屬的「營養教練」，詳細規劃。像我自己，接觸營養規劃後，就沒再感冒過。

當我在為棒球選手劉士綱進行營養規劃的時候，就反其道而行，要求他禁食，只喝黑咖啡，因為咖啡中的營養素能為他增加爆發力。還有，打棒球不靠蠻力，不是比誰力大，而是靠選球的判斷，投手所投出的球千變萬化，各種奇怪的球路都有，打擊手只有零點幾秒的時間可以判斷該如何出擊？不揮棒嗎？該揮棒嗎？若要揮棒，該怎麼揮？這些就是選球的判斷。所以我以黑咖啡幫助選手提升專注力和判斷力，使眼睛變得更銳利，令眼手腰腿身體各部分的協調性發揮到極致。這些看似微小的東西，卻能一氣呵成，都不是那麼簡單的，很多竅門在裡面，不靠熱量，唯有營養才是王道。

聽說有些球員，比賽前吃炸雞或披薩等高熱量餐點，認為長一點脂肪就會多一些力氣，揮棒時能打出全壘打……營養觀念完全不及格！何不看看國外選手怎麼吃？餐餐大啖牛肉。營養充足了，難怪他們比賽成績這麼好。或許有人會說，國外選手體型強壯，勝在起跑點。但他們的體脂肪和肌肉量也維持在頂標。就像劉士綱，跟著我一起禁食、運動，和吃得靠近生酮，賽前喝黑咖啡。所以一開始他的體重是八十九公斤，後來精實到七十九公斤；當時教練還說變瘦了要怎麼打球？事實證明，他的表現越來越好，維持在極佳狀態。由此可知，吃不對，方向錯誤，是練不出肌肉的。

「營養教練」是我推動的概念之一，運動員需要，一般人上健身房鍛鍊肌肉更需要。若能在營養方面獲得助益，更能事半功倍。這些都是逆轉——不論是觀念上、體型上、健康上，甚至慢性病。我要顛覆你原本的想法，你以為自己懂「營養」，其實博大精深，你根本不懂。你這才醒悟原來自己錯了那麼久，該是時候回到正確的道路上了。不是因為生病了才需要營養，其實就是因為你不營養，所以你生病，再漸漸變成慢性病。臃腫、水腫、沒有抵抗力，或因為不當節食餓得病懨懨，以為吃才會有體力，永遠都是找不到出路的死胡同⋯⋯多麼可惜，就此錯過了美麗的人生風景。容我再說一次，逆轉是髮夾彎，不是隨便調整一下方向就好，仍舊撞牆。你必須髮夾彎轉回來，現在的主流醫療要你吃藥，調這裡調那裡。錯！要調的幅度可大著，超乎你的想像，必須要是全盤的、徹底的、甚至是毀滅舊有的，你才能獲得真正的自由。不是破壞，而是毀滅，才能真正重建。所以我說：有路走路，沒路我就輾過去！反正不需要有路，你們所走的都是死路，只有當我輾過去，才有新的路可走。遵循我的逆轉之道，你才能得救。

讀到這裡，你或許還是認為我粗暴不講理。因為我深知真理是無法折衷的，真理就是真理，不需要其他道理。言語是有力量的，話一出口，便不能返

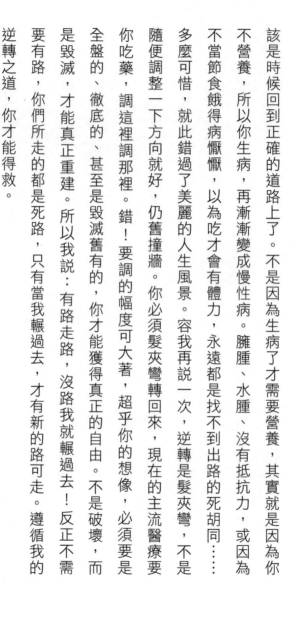

回；我發表言論，從來不是要取悅任何人，對於贊同我的人來說，是福音；對於反對我的人來說，嗤之以鼻，反正酸民就是這樣，越受矚目，越容易被攻擊。我會持續做下去，就像阿甘，跑著跑著，跟隨者越來越多——你們有福了。

【大劉醫師這麼說】咖啡是優秀的營養素

我們強烈推薦，每天早上特別在禁食或運動前，喝一杯濃郁的無糖咖啡或茶。因為它含有咖啡因，而咖啡因可增加新陳代謝、提神、提升能量、讓頭腦清晰和帶來愉悅的心情。

不但如此，咖啡因只含有非常微量的卡路里，卻是優秀的營養素，能抑制食慾，幫助身體的元素在對抗疼痛方面，有協同作用。

確實對某一些人而言，咖啡會產生心悸、失眠、胃食道逆流、產生低血糖、甚至焦慮或恐慌症等等狀況。這些不適感是可以克服的，不是絕對禁忌，可以試著淺嚐，然後慢慢逐量增加。

正如劉乂鳴醫師強調，這些副作用不就是它真正的作用嗎？有些人遇到考試，或重要截止日期需要交卷，他們想要半夜苦讀，完成工作需要，需要晚上喝咖啡，不就是故意要產生「失眠」的狀態嗎？喝咖啡會引起低血糖，對肥胖的糖尿病患者不正是福音嗎？

咖啡是好東西，說它會「上癮」？這個詞就不對了！addictive 是指對身體有害的東西，而你會渴望它。咖啡每天喝有什麼關係呢？很快樂地，充滿希望的喝它，有什麼不對呢？說它會中毒 toxic，那可需要每天喝幾百杯才會吧！

倒是很多證據顯示，長期喝咖啡的人，比較不會罹患慢性病，包括：巴金森氏症、脂肪肝、膽結石和糖尿病。

Chapter 4

逆轉案例分享

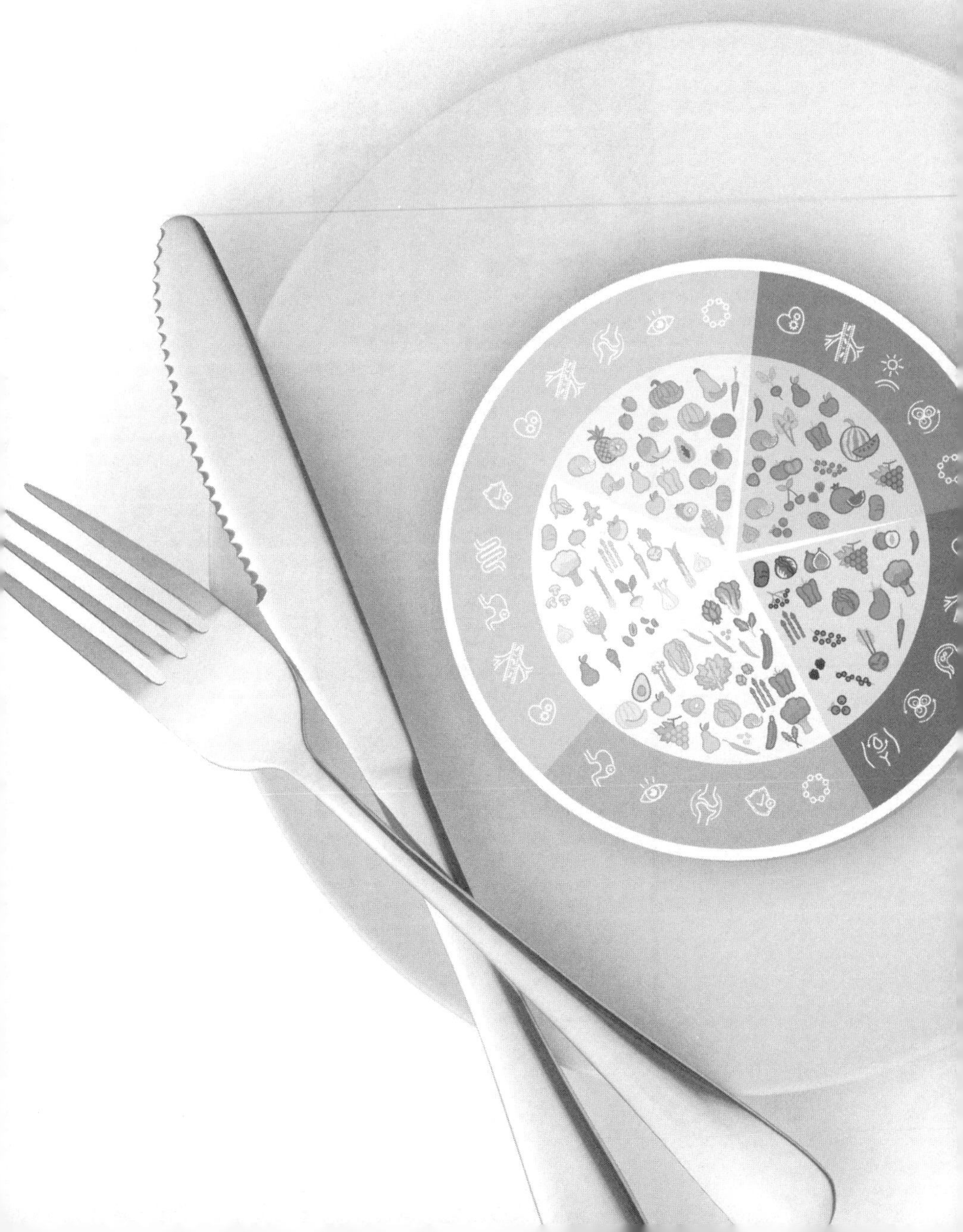

4.1

個案陳述與分析

這幾天在我的影片頻道，底下有位網友給我留了一段話，讓我為之振奮，每當我看見這些留言或回應，就會深深感謝上帝大大的使用我，這則留言是這麼說的：「你是上天派來拯救被錯誤引導，而痛苦掙扎、在疾病中的人們的天使，感謝上蒼給了我們一位那麼傑出的拯救者！我生命中的經歷，六次痛苦的減肥，反反覆覆，清淡飲食害得我一身毛病。有幸在YouTube網上得到這些優秀正確的知識，短短五個月，健康全面好轉，精力、頭腦出乎意料地好，並已減重三十七磅，從一百九十六磅到一百五十九，可隨心吃任何美食（但絕對是低碳水食物），並無任何痛苦或飢餓感。真希望世界上多出些像劉乂鳴這樣充滿智慧與大愛，仁心仁德的真正醫生！此生中能遇到如此傑出的演講，是我人生中最大的幸運！」

看到回應的當下，覺得與有榮焉，簡直就像耶穌一樣了吧！從這位網友的敘述中，發現清淡飲食並未改善他的健康狀況，反而使得他一身毛病；就像我一再強調吃素不見得好，飲食清淡不見得好，身體問題都是「吃」出來的。也謝謝這位網友的慧眼，了解真正的醫生不該是開藥給藥的醫生；倘若我一個演講，就可以逆轉一個人，這背後代表的不是一條生命，而是一個家庭和家族。我與各位素昧平生，卻能造成這麼大的影響。我一直強調「真理」，它是一條道路，引導人走向自由。當他自由，才知曉以前走了那麼多冤枉路。雖然我揭示了真理的道路，仍不是那麼多人知道，並走上這條路；更多人抱持的態度是：「這條路雖然不錯，但我也有不錯的路，誰說只有你的路是對的？」當然，每個人都可以選自己喜歡走的路，但每個人所說的「路」是如此抽象的字眼，最後的結果又走向哪裡？怎樣才可以回頭去證明自己走對了路？究竟走到了天堂，還是地獄？

我平實的演講，著書立論；他們也只是平實地照做。就像這位網友，他只看了我的演講影片，我不認識他，沒有多給予他什麼，並未產生任何消費行為。常常有人誤會，或被誤導，往商業消費行為去了，更別提買到一堆不適合自己的健康食品。一個純知識的分享，彷彿一個善的種子，結果的美好，正是他畢生追尋的健康。這個層次又提升了。「真正」的醫生，相對於之前醫生的差異就十分有感了；以往的醫生針對病症只是一味的開藥、檢查，以及建議，可是隨著時間的流逝，無任何起色；但我卻這樣看似輕而易舉地做到了逆轉。這樣的「真理」不是隨便說說，而是經得起考驗。老實說，影片頻道的留言，我幾乎是不會去看的，太多酸民了，不認同你的想法就算了，還要留言和我對立，甚至挑釁者，大有人在；需要我幫助的人還很多，我何必為了這些人，搞砸一整天的好心情？這些垃圾留言不看也罷，就像你不會想吃垃圾食物一樣。相較之下，具有一定實名制的社群網站，訊息和留言，正常許多，常常很多網友就是要找到我，恨不得來到我面前，給我一個大大的擁抱，親自感謝我幫助他們逆轉。

商業行為我當然也有，我還是得養家活口，但人生在世，總是有許多「價值」凌駕於金錢之上的，例如正確觀念的傳播、帶領人走上逆轉之道，甚至是讓人得以知曉真理……這些都是我之所以持續下去的動力，這些都是我認為有意義的事情。我抱持「救一個算一個」的想法，地球上有幾千幾億人，有些人不是你想救，就可以救得了的；事實上，我能救到的人，還是挺少的；最要緊的不是聽不聽得懂，我就以案例說明吧。

案例：越親密越「疏離」

我的哥哥劉乂兮醫師，二十多年來也知道我這一套，但他那時還未走上逆轉之道。一直到二〇一七年，我的演講和著作爆紅，獲得普羅大眾和媒體的矚目後，他還抱著半信半疑的態度，仍舊繼續研究糖尿病的藥物。當時的他，體重高達一百二十公斤，每天都要吃一小把藥，控制他的血糖和糖尿病。還會在我面前吃藥！我是不吃藥的提倡者，不開藥的醫生；結果我的醫生哥哥在我面前吃藥，我說：「你是在挑釁我，把我當成空氣嗎？」兄弟倆當然因此吵架。我也會嗆他，研究了老半天還是得吃藥，要不要跟我一樣研究一套不吃藥就逆轉的方式？我們兄弟倆人，基因如此接近，他有糖尿病的基因，難道我沒有嗎？差別在哪？不就是我在做的這一套嗎？

在我跟哥哥爭辯的過程，十幾分鐘，他就跟我說了二十幾次的「我知道」。可是他真的「知道」嗎？他以前就是我在罵的那些笨蛋醫生；現在你明白了吧，為何我會說聽不聽得懂，並不是最要緊的事情，知道不知道也不是最要緊的事情，最要緊的是最後的決定，那關乎於「相信」。相信自己也可以做到，不是只有我才能做到。他抱持著觀望的態度，看我運作群組，看到每一個人認真努力的執行禁食和跑步，時常詢問「營養」的問題，乖乖服用我的營養處方。某天，他終於說：「讓我進去你的群組看看好了。」我的哥哥，就是這樣漸漸地改觀，走上逆轉之道，截至目前為止，大半年減了二十七八公斤，沒有復胖，不再吃藥。

我的父親，糖尿病吃了二十多年的藥，看到哥哥開始實行我的這一套後，也有所轉變；兩人先後差不了多久，走上逆轉之道。這都發生在我演講爆紅之後，有時不禁感嘆，越親近的人，越難影響；好像越親密，越疏離。人的意識型態是很難改變的，縱然知道自己有錯，再多費唇舌，再多爭執辯論，他們也不願承認或改變。我們身為基督徒，可以柔性地為他們禱告，求上帝恩典，但改變是勉強不來的。不過，我很感謝上帝，讓他們願意改變。

成功案例猶如雨後春筍，一一出現「逆轉奇蹟」。如我前言，多少人讀了我的書，看了我的影片，就有所改變。某些人來諮詢，就逆轉了。感謝上帝，現在，我每天醒來都是開心興奮的，都有希望，都是禮物。分享轉載我的言論，常常都看到留言「我愛劉醫師」，我總會不小心笑了出來。我從小就不是討喜可愛的人，堅持講真話，人家討厭我，覺得我白目。現在，有那麼多陌生人表達對我的敬愛，這樣的回饋，就是無價之寶、珍貴的禮物。也許我沒有賺到那些人的錢，但真誠的敬愛和感謝，是花錢也買不到的，我願意持續下去。期望不只是疾病逆轉，關係也要逆轉，人生因此大大逆轉！

案例：魯蛇的挑戰

A君深受高血壓所苦，吃了將近十年的藥；直到接觸了我這套，開始逆轉。剛開始，他還覺得懷疑，運動三三三、間歇式禁食和營養處方，真的可以嗎？開始跑步之後，每次跑完量血壓，都是正常的；換言之，他不用再服藥了；感嘆地說：「劉醫師，遇到您之後，才驚覺我白白吃了快十年的藥！以前醫生開藥給我，是在『裝痟仔』嗎？」

最有趣的是，A君問我是否缺員工？我是很想幫他，但工作要怎麼幫？他說：「醫師，您不是有開營養顧問培訓的相關課程嗎？我可以去上課，取得認證後，推廣營養啊！」我這個課程可是要收費的，他聽一聽，又接口說：「唉！算了，我是個魯蛇，不但失業，婚姻也失敗。」我聽了之後，如此回答他：「你覺得自己是魯蛇嗎？你都已經逆轉高血壓，怎麼還會覺得自己是魯蛇呢？你是一個贏家，千萬不要這樣看待自己！」A君頓了一下，告訴我：「劉醫師，我想逆轉我的人生。」聽到他這樣說，心裡其實很感動，跟他約好下週詳細面談。後來，我答應讓他分期慢慢繳；反正我花的只是時間成本，我沒啥好騙的，只有時間和感情。我想看到的是「態度」，若是他可以逆轉高血壓，人生也要這樣的態度去執行，逆轉魯蛇的形象。我已經幫助A君逆轉疾病，接下來要幫他逆轉人生，對我而言不啻為一個挑戰。

案例：奉主耶穌聖名

這個星期，有一對夫妻遠從新加坡來上我的課程；太太本身是嚴重的糖尿病患者，在五月初聽到我的演講，就開始禁食和運動，減了十幾公斤；安排月底諮詢，但出現在我面前時，狀況很好，對照之前的照片，看起來判若兩人。她本就身材高挑，瘦了之後看起來更漂亮，整個改頭換面。難以相信一個多月前，糖化血色素十三%，發炎得非常厲害，猶如火燒的程度。結果現在降到七％，六％以下就是逆轉成功，其實她就剩一小步，成功近在眼前，看得見摸得到。當她滿心歡喜，對著糖尿病的主治醫生說：「我現在已經降到七，也穩定了，可以減藥了吧！」當然，一點也不意外，就算是新加坡的醫生，亦作如是答：「減藥？不幫妳加藥就已經很好了，還想要減？妳不要命了吧！」

她感到難過沮喪，自覺如此努力，好不容易逆轉了，為何還要吃那麼多藥？為何主治醫生還是這樣的態度呢？所以她大聲疾呼：「我拒絕這樣的思維！而且是奉主耶穌基督之聖名拒絕！」這位個案同樣令我覺得震撼，已經在逆轉了，當然可以減藥而至不吃。但是那些笨蛋醫生的字典裡沒有「逆轉」，所以不相信，且拒絕相信眼前活生生的例子。他們就是認為你得吃藥一輩子，只是穩定好轉一兩個月，哪由得你討價還價。認定你很快就會走下坡，掉得比以前更誇張，因為這就是他行醫多年的「寶貴經驗」，容不得你跟他頂嘴。

不過，她自己清楚，逆轉有道，而她已經找「道」，並走在「道」上。在四天的課程中，她和丈夫全程參與，課堂氣氛熱烈愉快，我們一起禁食，持續下去。課程結束後，她回到新加坡，成為我培訓認證的營養顧問，願意親身為證，散播福音讓更多人受惠，她的人生有了嶄新的面貌，這就是人生的逆轉。

案例：腦子沒洞，只是打結

B君來到我面前時，滔滔不絕地說著自己的狀況，其實他的問題出在「身心」。在諮詢的過程中，鬼打牆似的一直說，不聽我講，連問問題都沒有基本概念，亂問一通。我只好說：「閉嘴，聽我說！你再這樣我就不理你。」我此話一出，他愣了一下，流著眼淚說：「劉醫師，求求你，現在只有你可以救我了。」至此才稍微靜下來，聽我說話。唉，他的問題不出在身體，而是心。沉溺在自己的世界中，聽不進旁人的話，我再厲害也沒用。人的生命有太多糾結，腦中有千百個結，不知從哪解起。身體健康的問題對我來說很簡單，但那些「結」才是最困難的東西。緊閉鎖死的腦袋，我很難打開。

不聽我的話，我怎麼幫？一個溺水的人，若不伸手求救，誰能救他？救到人之後，還不能讓他抓得太緊，不然怎麼游上岸？還不是大家一起溺死。所以，反覆煎熬的不只是他，還有我。所幸，後來他還是乖乖和我配合。其實，我在諮詢時，聽到很多狀況，對我而言都只是「蛋糕一塊」。一個小時的諮詢過去後，他仍頻頻詢問：「醫師，您知道要開什麼處方給我了嗎？」實不相瞞，兩分鐘我就知道要開什麼處方，剩下的五十八分鐘都是在搞定他打結僵化的腦袋。這也是上帝的恩賜，我能有洞察的雙眼，從患者的表面狀況就知曉嚴重程度，知曉他內心的狀況。回想當年，我在美國考醫師執照時，精神科的部分獲得最高分，還一度以為自己要成為精神科醫師。

案例：篤信，因而得救

有位遠從美國飛來諮詢的患者，因為是ABC，所以全程我們只能以英文交談。三十出頭，身材不胖，頭腦超好，讀數學的，怎麼看都很正常，不說根本不知道有問題。他的症狀只有一個：只要流汗，就會起疹子和發癢。看了無數醫生，什麼過敏原之類的大小檢驗都做過，這個問題並不致命，但發作起來也很麻煩，讓他覺得活得很痛苦。說真的，四千多種的過敏原，就算都找出來，還是只有抗組織胺能解。說來好笑，四千種過敏原，只有一種解藥；這樣對嗎？何必大費周章檢測，反正只能吃抗組織胺，壓制症狀，不會發癢。可是，真的只有這條路嗎？

當然，以我的營養處方來說，這是很好搞定的問題。雖然不能運動，一流汗就起疹子發癢，不過營養補足補對了，自然迎刃而解。其實，他缺的就是幾種比較不為人知的營養素罷了。每個人的症狀，在營養的角度看來，都只是因為不均衡。當氧化物和自由基造成破壞傷害，以及入侵時，就會產生不同的症狀，因為每個人的基因組合不同。換言之，不同的症狀看似反映不同的訊息，但根源都是營養不均衡，在我眼裡，只是告訴我該補營養。所以我會全部補到，

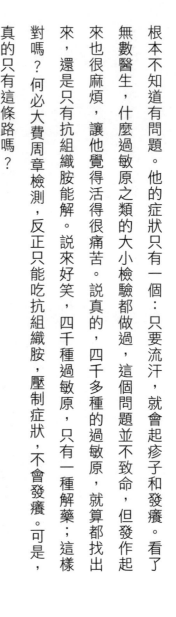

劑量足夠。

他從小生長在美國，訪遍群醫，最後還是回到台灣；因為他的姑姑就是我的逆轉案例，經由介紹而來。諮詢的過程，深信不疑，完全照做，展現他急迫的需求，我是他最後一線生機，願意乖乖服用我的營養處方。我對他說：「其實你的問題對我來說真的很簡單，重點是你相信了。」是啊，再如何簡單的問題，如果你不相信，仍舊無解。這就是我的先決條件——相信及配合。要篤信不疑，一丁點的疑惑都可能會影響結果。人要身心靈合一才會健康，所以心理的相信也很重要。

姑姑還要我鼓勵他多多禱告，表示他也信奉上帝，當你什麼都做到了，上帝會願意多給一些恩典，讓你看到你想看到的，人因而雀躍。皮膚是祂所造，祂若願意，只是彈指的事情。我也會替他禱告，跟上帝「撒嬌」，讓祂願意賜予恩典，我雖然說話直言坦率，看起來狂妄；但在上帝面前，我萬分順服，不敢造次。祂說的話，我乖乖照做；祂安排的路，我好好的走。替他禱告不是問題，反正他又沒約伯嚴重，他只是流汗就起疹子發癢；但是聖經裡的約伯可是全身長滿毒瘡，痛苦到要用瓦片剜除。

一個接一個的案例，我人在台北，不只新加坡，更有遠從美國而來的諮詢者。因為得見逆轉的曙光，便蜂擁而至。因為他們長久以來被告知無法脫離慢性病的牢籠，沮喪不已；忽然間發現可以「出獄」，重獲自由。不少人問：「醫師，您對他們做了什麼，得以逆轉呢？」據實以告，我還真沒做什麼。很多來到我面前諮詢的人，先前已經看影片及讀書，照做了一陣子，早已開始逆轉。結果等安排的時間到了，在我面前的人彷彿好了一般！想想也是厲害，我都還沒見到人，就逆轉了。最近的案例多是這樣，自己已先做好功課。不像以前，上本書還沒出版，只有演講影片時，有些觀念我還是得細說從頭。隨著「模範生」越來越多，也代表多少人的殷殷企盼，他們如此渴望。當然，來到我面前一對一的諮詢，更能針對個人狀況處理，取得我的營養處方。我曾說過，沒有個案是完全相同的，兩個人都是糖尿病，發病時間、症狀及服用藥物一樣，但成因不同，他們缺乏的營養素也不同。

營養處方就是終極王牌，來之前自己已經開始逆轉，加上王牌，逆轉即刻發生，遠遠超乎預期的速度。連他們自己也驚呆了，以為吃了十幾二十年的藥，也要吃同樣久的營養處方。結果，幾個月，甚至幾週。最快的是，來我面前那天，就逆轉成功了。早已被醫生宣判死刑的患者，見了我便說：「我看到你就好了。」神奇到這種地步，來看我就好了；還真的好了，這樣看來我什麼事情也不用做。太光榮了，好像快跟耶穌一樣。摸到耶穌衣袍的繸子，就好了；就好比我手帕蓋在患者身上，揭開後就好了，是在變魔術嗎？可是當這些案例在發生時，不再覺得這些是不可能的了。

有些人霧裡看花，也不想了解，斷章取義，批評我狂妄傲慢，說我自以為神。我當然不是神，但我有神給我這把鑰匙；開了無人能關，關了無人能開。若想和我一起打開大門，運動、禁食和營養這些條件都要具備，但至關緊要的還是「相信」。怎麼看都沒有好轉的病，困擾多年的病，當你接受一套新的系統時，首先得要相信，得先謙卑下來，換一條路，也要換一套思考，甚至換一顆「腦袋」。所以，若想來到我面前，你的「硬碟」必先清空，我才能灌新的東西；電腦如此，人腦亦然。

回頭檢視，這些案例都告訴我們，現今的醫療制度出了嚴重的問題；但弔詭的是，人人都知道，都在討論，卻一直不明白到底是哪裡出了錯？我還是得回到老問題：那些開藥的醫生怎麼了？這麼多醫院、診所和醫生，開藥這麼多年又幫助了什麼？為什麼無法解決病人的問題？又為何我看似不費吹灰之力，卻能解決病人的問題呢？我這套早已遠遠領先，沒有人可以看到我的車尾燈，找不到我的破綻。真理就是力量，有權柄和權能，不是大聲叫囂就可譁眾取寵。

4.2

營養處方是什麼概念？

終於來到本書最最核心之處，也是大家都想了解的「營養處方」。首先，我會釐清它「不是」什麼，我會細分小項，將容易混淆的觀念一一澄清，破除迷思。

（1）非單純營養品之組合

在臺灣，哪裡都能買到保健食品，不論各大賣場，還是傳直銷公司，保健食品充斥氾濫，隨隨便便愛買幾罐就買幾罐，愛吃什麼種類，愛吃多少顆，儘管吃到飽。既然如此垂手可得，那為何這麼多人還會生病？這麼多的慢性病沒有獲得解脫？所以營養處方不是食療，不從飲食下手；營養處方也不從食物得來。

因此，很多傳直銷業者會欣喜地說：「劉醫師，您和我們的理念一樣呢！」誰跟你一樣？我不是開藥的醫生，並不表示我和你們一樣是保健食品的擁戴者。難道我提倡不吃藥，就是靠吃保健食品嗎？最好是可以這樣二分法，哪能這樣非黑即白的定論營養處方。

還是很感謝傳直銷的業務朋友們，你們大量散佈我的演講影片和推薦我的書，但我真的不是你們的代言人，請不要混淆視聽。我從不排斥傳直銷，我也沒說你們的產品不好，但不表示我得替這些保健食品站台背書。你們害我被誤會我在賣保健食品，還曾有人打來診所問我，實在無奈。

（2）非吃心安吃爽或吃心酸之套裝

如前所言，這絕非吃了自我感覺良好，以為有吃有保庇。絕非如此，百分之百都是你自己吃爽吃心酸，人家跟你說吃什麼套裝好，你就隨便買，那些人是醫生嗎？醫生都不見得懂，更何況一般人。

什麼吃了免疫力會好，吃了元氣十足……一堆空泛的廣告詞。最好是這樣，只會出一張嘴，講得跟仙丹妙藥一樣，那還有我存在的必要嗎？這個世界上就沒有慢性病患啦！一日一粒就可以怎樣怎樣，我看你吃了那麼多天，還真的沒有「怎樣」，你有逆轉嗎？好了，快點正視你的問題吧，不要再自欺欺人了，吃那些真的不會「怎樣」，只是吃爽吃心酸，浪費錢而已。如果你要繼續下去，那也沒有人可以救你。

（3）非一般人甚至營養師懂的領域

不是說長得漂亮身材好，頂著保健營養相關科系畢業的學歷，就會懂的專業領域。你以為營養師會懂？你知道營養師是啥？營養師在營養醫學裡，就等同於一般醫學的藥師或護理師。醫生開處方，藥師或護理師給藥。營養醫師開營養處方，營養師執行營養處方。試想，藥師或護理師可以隨便開藥給你嗎？那為何你可以隨便接受營養師的說法呢？

更尤甚者，居然開起了營養門診，我實在不懂，營養師究竟憑什麼開營養門診？你有見過藥師或護理師看診嗎？他們都是醫師的好幫手，醫師也不能少了他們，但終究不是醫師。醫療也有規矩和倫理，不是因為臺灣略而不提，不怎麼討論，就當作不存在。處方不是誰都可以開的，這是上帝給予醫師的職責、專業及權力。

問題是出在一般醫生不懂營養，才有營養師操作的舞台，居然買單的人還不少。一時間引發熱潮，走錯路，跟錯人，你們還以為是對的。懂營養的醫師站出來了，不是我要擋人財路，而是營養師根本沒有這個位份；沒有權力、權柄及義務，營養師怎麼可以開門診，大放厥詞？例如開腸胃的刀，切除一部分腸胃，或是經歷手術後，患者都會需要營養師計算熱量等等；可是，什麼時候變成少量多餐才是對的？那明明就是錯的！開刀之後，要讓腸胃慢慢甦醒過來，慢慢回復機能，才有少量多餐的規劃；結果被營養師操作為減肥的方法。

就是這些人害的，你要看清楚，是誰害得你這麼慘！營養師鼓勵少量多餐，結果糖尿病患的血糖居高不下，反而只有間歇式禁食，才能有效降低血糖。營養師懂這些嗎？不懂裝懂，害人不淺，害死人不償命。

（4）非傳直銷公司明星產品可構成之夢幻團隊

營養處方不是道聽塗說，不是A大媽介紹的A產品，不是B老伯推薦的B產品，不是C阿嬤送的C產品各一瓶，組合起來叫做營養處方。言之鑿鑿，每一罐都大有來頭，每一罐都超強，說得嘴角全泡。我最常聽到的說法就是：「人家說這個很好啊！」但這些不見得適合你吃，你怎麼知道自己缺了什麼營養素，就這樣亂吃。沒有不好，但也沒能幫你逆轉。

這種案例比比皆是，作家友人也說過媽媽「講不聽」，聽人家說什麼好，就買什麼吃；看電視聽電台購物的廣告，說有多好就有多好，吃了降血糖和血壓，因此買了一堆保健食品。結果，你懂的！根本沒效。直到媽媽和她一起開始實行間歇式禁食，才一個禮拜，居然血糖血壓都降下來了；把那些保健食品和藥物全丟了。

我的營養處方是「夢幻團隊」，每個傳直銷公司及廠家都一定有明星產品，否則無法在市場立足。可是，營養處方不是只有幾個明星產品所組成。傳直銷或廠家擁有若干極佳的營養素，但無法擁有全世界所有最頂級的營養素。但我身為逆轉慢性病的專家，所有營養素，我都要齊全，並且是頂級的；它們來自世界各地及各大廠牌。我好比球探，聽說哪裡有好的球員（營養素），就親自飛過去，看球賽（確認），經過專業的評估後，才決定要不要簽下，納入我麾下的夢幻團隊。如此往復，一旦聽說哪裡有好的營養素，我就進行確認和評估，真的頂級，好的營養素，我才會使用。

我很喜歡用這個比喻，清晰易懂又生動。我就是這樣將各種頂級營養素組成團隊；同樣的，這些頂級球員也不能落單，落單就無法發揮戰鬥力。好似球賽，每個球員都有戰備攻略，面對不同的慢性病，也有不同的組合。面對糖尿病是這幾個頂級球員，但面對高血壓，又會換上不同的頂級球員。才能幫助我的患者獲勝，逆轉。所以我才會說，我的營養處方很快就有感，很快就見效，才不會拖拖拉拉的，因為這些都是我悉心培育的頂級球員，在逆轉慢性病的戰場上，百戰百勝，攻無不克。

搭配順序組合也很重要，就像一支球隊，不能每個都是頂級一壘手，這樣要怎麼比賽？也不能後備薄弱，成員一樣強大是必須的；讓他們站對位置，知道誰和誰要搭成一隊，才能發揮實力，和諧出賽，最快贏得勝利，正是我的專業。所以處方是藝術，對症下「營養」，該怎麼搭配、組合、順序都是高深的學問。

（5）非吃百三粒之胡扯作法

在有限的預算和數量內，要讓營養處方發揮最大的功效。絕對不是吞多吃多就好，前面提過，「腹水能收」的媽媽，她的女兒就是經營傳直銷。女兒的傳直銷公司請我去演講，萬頭攢動，會場擠得水洩不通。她就坐在第一排，演講完隔天，特地帶著媽媽從台南來找我。

因為肝硬化嚴重，所以她給媽媽吃了一堆公司的產品，沒想到越吃越多越病。例如輔酶（Q10），居然吃到十顆，更別說林林總總加起來，真的一天要吞百三粒，這根本不是處方的概念。說真的，她要再晚兩天來，就會進加護病房，我也救不了媽媽。我檢視媽媽吃的保健產品，留了幾瓶下來，還是老話一句，我沒有説這些不好，好用及適用的產品，我當然會用。但我調整了劑量，再加上營養處方，如前所言，「腹水能收」也不過兩週而已。

吃百三粒的胡扯作法，差點害死媽媽。輔酶一兩顆就夠，吃十顆，是把媽媽當成百米競賽的選手嗎？我問她：「輔酶怎麼會吃到十顆？」她囁囁嚅嚅地回答：「上線說的，這個每天要吃幾顆，那個每天要吃幾顆……不是吃越多越好嗎？」廢話，不多吃怎會多買，怎會有業績，當然希望你多吃一點。但你卻忽略了，你的胃納量根本無法負荷，無法吸收。而且吃了那麼多，不逆轉就是不逆轉。

營養處方要控制預算和胃納量，達到最完美的效果，這才精準有成效。你以為吃一顆只吸收一點點，吞個一百顆就會提升到一百倍，哪有這回事！最好人體的吸收會和顆粒數成正比，別再自以為是。就像你在市面上可以買到各廠牌的國產車，它們不好嗎？也都很好啊，我每次都會開完笑地說：「買豐田的話，要問的第一個問題是車子先死還是我先死。」

車子都活得比人還久，品質很好，而我的營養處方就好比賓利或勞斯萊斯；豐田和勞斯萊斯又不在同一個層次上了。同樣四個輪子加一個方向盤，強度簡直雲泥之別。我的營養處方是真的要逆轉，最短的時間內看到成效，才不是隨便吃吃；那些保健食品怎能和營養處方比。

4.3

營養、禁食、跑步及重訓都有劑量問題

提到營養處方，我已經將那些「偽物」和迷思排除在外，前面小節宛如照妖鏡，那些亂七八糟的東西，都要被我打回原形。禁食是必要的，上一本書和前面章節都有詳細說明。禁食讓端粒酶變長，使人延年益壽……這些都是營養的代名詞。劑量是我一再強調的重點之一，補不足或是過多都還是枉費。營養處方要有強度、等級、組合、搭配和劑量，全部都達到完美巧妙的平衡點。禁食、運動和營養都是主要條件，喝黑咖啡、吃牛肉及吃得靠近生酮是良好的輔助。這些觀念連一般的教練都不懂，一味要運動員大量攝取澱粉、糖類和碳水化合物，才會有體力。我還是得再次提醒：不要再迷碳水化合物。

光是黑咖啡，前面已經提過有多好，時常補充，讓「劑量」充足，就能提升專注力，像我開處方時就要來杯黑咖啡，聽點音樂，「靈感」就會源源不絕。對我來說，醫學就好比藝術，每個人都是幅獨一無二的畫作，我要神來一筆，畫龍點睛，才能讓人鮮活生動。劑量看似簡單，輕輕一捻（Twist），就好比一部機器運轉不順時，或許只是某個零件少了潤滑，只要沾一點油，就能回復。但哪裡該上油，該保養，這箇中巧妙，不是那麼容易被外人知道。好比一顆螺絲的成本只有一元，但鎖對了位子，就能讓一部十萬元的機器順利運作。螺絲成本一元，剩下的九萬九千九百九十九，就是因為你知道該鎖在哪裡。這輕輕一捻的功夫，就好比營養處方的組合和劑量等等，不是每個人都會的，這是藝術，也是經驗。

醫生不只專業，更要經驗；我接觸營養迄今已有二十六年，當然累積許多經驗。某句廣告詞：「有青才敢大聲！」我要改成：「有效才敢大聲！」我有專業有經驗，我才敢大聲！我認為身為一位醫生，專業是必備的基礎，但經驗才是豐厚的資產。開刀的醫生也是，開一臺刀，和開一百臺刀，完全不同。其實各行各業皆是如此，都得尊重專業，尊重經驗。開個玩笑，常有人問我為何不剃掉鬍子，我都會回答：「這叫經驗，沒聽過嘴上無毛，辦事不牢嗎？」經驗，不正是大家買我帳的原因嗎！

亞太地區的營養醫學，我稱第二，沒人敢稱第一。搞不好有人會質疑，我開處方看似很隨興，這樣精準嗎？外人當然看起來好像我很隨興，殊不知，這是因為我累積厚實的經驗，自然駕輕就熟。好比下圍棋，初段的棋手或許只能預知一二十子下在哪。但高段的棋手，可以遠推到五六十手之後。光這三四十手，就是勝敗。每個處方開出去，我都很清楚知道我在做什麼，我知道何時會逆轉，我知道會變得如何，成果往往和我預料的相去不遠。當然，我是不會對患者說得那麼清楚；這個秘密，我留給自己，就當作一個小小樂趣吧。

因為我要的是全然的信任，要篤信深信——交給我就對了。我的作家朋友說她進行的是「文字工程」；所以，我就是包辦「營養工程」。一般的工程從裝潢到交屋，用了那麼多材料和工法，瑣碎細微處太多。你可以問，但問得太瑣碎也沒用，難道你會自己做嗎？不然你那麼厲害，你自己來啊！老子不承包你的「營養工程」了。要我把處方的成分鉅細靡遺地寫出來，還要解釋；處方裡兩三百種營養，我乾脆印成書給你？就算我給了你成份，你去外面買，還是沒有效，只有我的才有效。信任尊重我的專業和經驗，你的逆轉便指日可待。

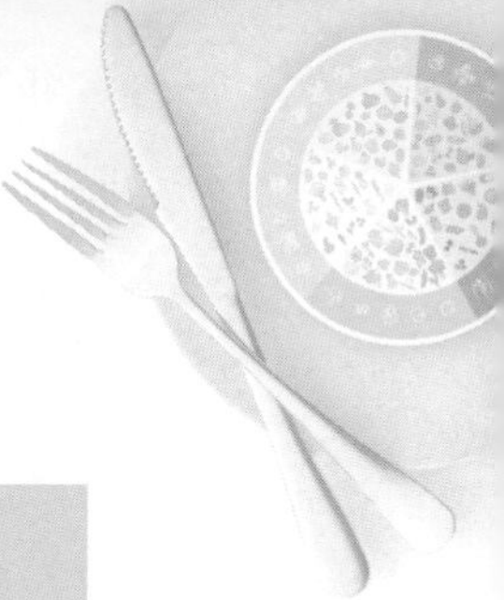

【大劉醫師這麼說】營養、營養素和營養處方

我們人類自從與大地共存以來，這幾萬年從動物與大自然中取得食物維生，萃取裡面的營養，累積了豐富的知識。而營養醫學也因傳統醫學的瓶頸、市場的需要、時代需求的變動，以及營養、科技知識的日新月異，突飛猛進，讓營養醫學興起。從輔助的角色，被輕視為旁門左道，逐漸變為主流。

我們有足夠的醫學研究文獻證明，以及臨床經驗顯示，選擇適當的食物營養補充，和配合個人量身訂做的「營養素」處方，可有效預防、治療眾多的疾病和症狀，已經取代慢性病的傳統藥方。

採用新的營養醫學治療，食物營養攝取和服用營養處方。因為來源天然，確實比健保局醫生給的藥品，來得安全、舒適，幾乎　有副作用。因為這些藥物的製程來源是化學的，用藥很多是石油提煉後的殘渣做的。

還有更值得一提的是，它沒有像西藥那樣，為了取得一個藥效，而犧牲了另外一邊的健康。

例如服用降血脂 Statin 類的藥，為了換取減少心臟血管疾病的危險率，卻犧牲、增加肝的負擔，增加肝功能的損害，以及全面的肌肉酸痛？當然，這概念本身已經非常存疑。

服用降高血壓 beta blocker 的藥也一樣，擴張血管了，但其實只是壓低血壓的數值，卻也阻斷、犧牲了一系列生活喜樂的品質，譬如性能力降低。

還有更常見的美國仙丹類固醇 glucocorticoids，很多老人使用它在退化性的關節炎來減少發炎，然而諷刺矛盾的是，長期使用卻造成骨質疏鬆，退化更加嚴重！

相反地，服用營養處方，不但沒有副作用的反應，或者說它們的副作用都是正面的：更多的活力和激勵，精神和體能變好，生活更多的喜樂、積極，減少對藥的依賴和渴望，注意力更集中，全身更多的放鬆而沒有疼痛。

【大劉醫師這麼說】提煉過的糖是會上癮的毒品

提煉過的糖 Refined sugars 是披上糖衣的毒藥，是會上癮的毒品。

在大地萬物中，五穀、菜蔬，水果、蛋，豆類和肉類，對人的害處不大。那麼，有什麼東西對身體有害呢？

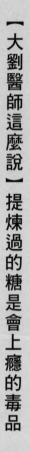

有！在黑名單中，列為萬惡之首，首推「提煉過的精緻糖類」，就是蔗糖和果糖！它竟然是現代文明社會，美國居民飲食裡，佔了四分之一的熱量來源，大約每天需求量是四十湯匙的白糖。而這還不含水果、牛乳以及其他食品含的糖分，單單現榨的西瓜汁或柳橙汁，我都嫌太甜。

難怪劉乂鳴醫師諷刺，台灣是恐怖份子輸出國，輸出「珍珠奶茶」，和各式各類的飲品到國外，尤其是歐美。根本可以不費一兵一卒，一槍一彈，直接腐化，癱瘓他們的年輕人。不用毒氣，直接用糖毒化他們的軍隊。正好和咖啡相反，糖只提供熱量，不提供營養。長期攝取糖分會上癮，看女性立足在　窗，垂涎三尺地看著甜點蛋糕，就知道啦！

糖分會導致營養不良；缺乏營養總數，維他命和礦物質等等達到兩成，就會加速老化，造成肥胖、糖尿病和牙齒糜爛蛀牙。而酷愛甜食的人，容易偏頭痛、抵抗力衰弱、體力衰敗、長期疲倦、月經前症候群、陰道黴菌發炎、焦慮及憂鬱症……他們總是不高興，掩住雙耳，不願意聽這真理。

更不用說很多的慢性病的形成，例如第二類型的糖尿病、高血壓、脂肪肝、肥胖、心血管疾病、以及一些癌症，它們的路徑，都跟偏愛甜食脫離不了關係。想像以下畫面：一個肥胖的女生，窩在沙發，抱著一大桶的冰淇淋，憂鬱無言地看著電視肥皂劇，正是描述「甜食所帶來的後果」，最經典的圖畫！

【大劉醫師這麼說】碳水化合物的小提醒

年輕人早餐常吃加工食品的麥片 cereals；這些色彩鮮豔、奇形怪狀、悅人眼目，並且添加很多糖份的玉蜀黍薄片，吸引很多小朋友愛吃。這些加工過的穀類 refined grains 佔了美國人一天攝取的卡洛里中的三成，在製作過程中，犧牲了太多胚芽營養成份，它的穀殼麥麩，含有豐富的纖維素也被剝奪了。

這樣的加工麥片，所剩的營養成份極低，所含的維他命、礦物質及纖維都缺乏，很快就被腸胃吸收，沒有飽足感，而且會讓血液中的血糖上下波動，容易飆高，不穩定。

所以我建議，如果可以，儘可能用全麥取代白麵包，用紫米或棕穀米取代白飯。

Chapter 5

精神性、遺傳性及退化性疾病的逆轉與醫療改革

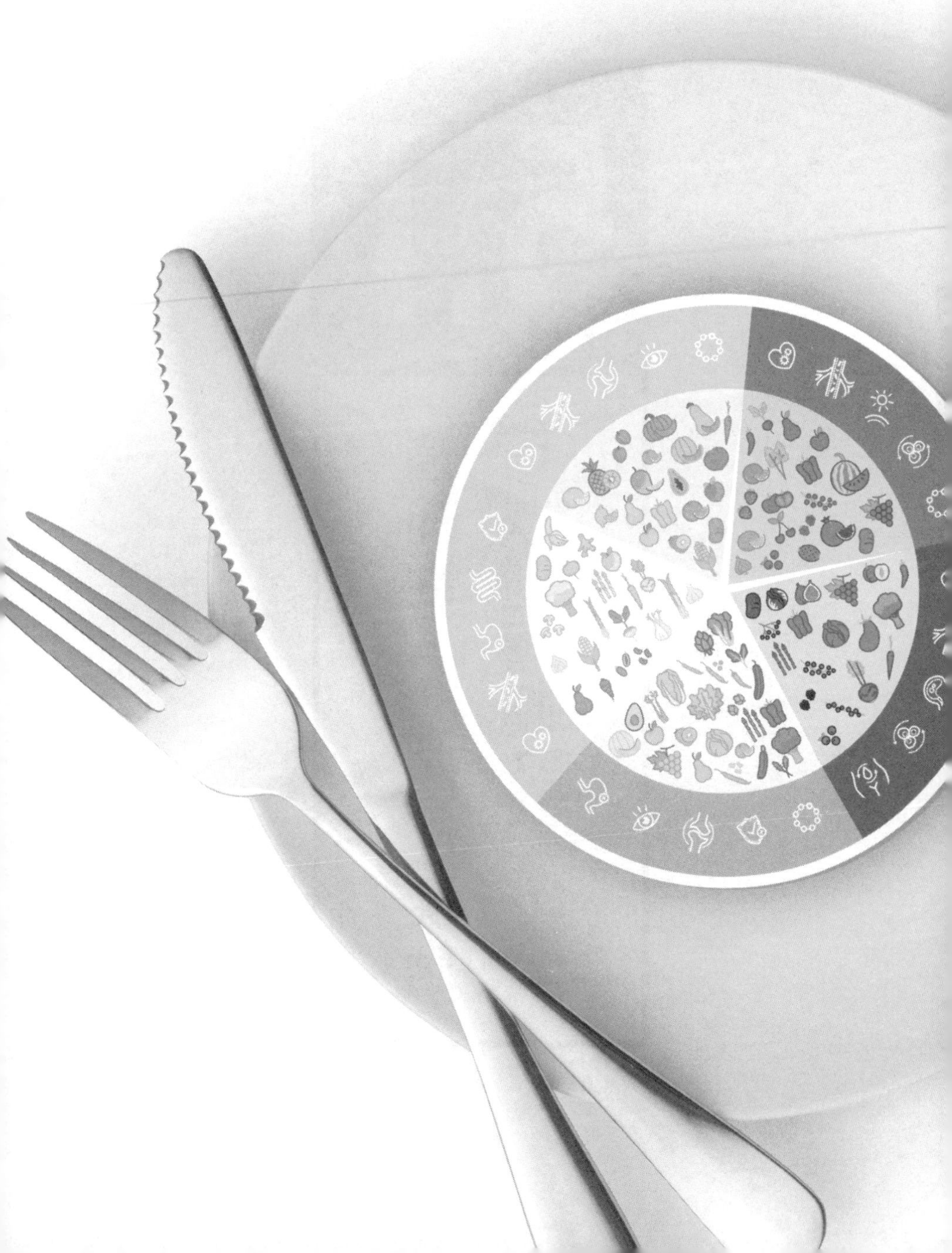

5.1

精神性、遺傳性疾病可以逆轉嗎？

在我逆轉的案例上，有一些無法歸類為慢性、代謝及退化性疾病的部分，但仍是非常值得討論的，例如精神性疾病和自體免疫性的疾病，我們常常聽見的類風溼性關節炎、僵直性脊椎炎和紅斑性狼瘡等等，都是這個大家庭的一員，在醫院還有「風濕免疫科」的專科。所以，本章前兩節將會討論這些大家都好奇的問題。

諸如此類的疾病能否用營養改善？精神性和遺傳性的疾病能否用營養改善？當然，均能獲得裨益，也有許多可供探討的空間，一時間無法概括說明所有細項。以單一疾病的個案來看，可能性都很高。光是精神性疾病，涵蓋的層面太廣了，就拿躁鬱症來說，有時偏躁，躁起來精神分裂；有時偏鬱，沮喪到極點厭世自殺……還有大家常聽說的官能症、恐慌症、強迫症、失眠、焦慮以及幻聽幻覺等，實在太多。光是隨著不同的症狀，就有不同的診斷，林林總總。

缺乏的營養，搭配基因組合，是否也會反應在精神疾病上呢？這樣一想，便豁然開朗，已有不少醫學研究指出，某些精神疾病是因為腦內血清不足，或出了問題無法正常分泌或製造。前面提過，不同的症狀，是因為不同的基因套組，但都在提醒你缺乏營養。例如ABC都缺乏同一種營養，但A是高血壓，B是糖尿病，C是精神疾病；因為不同的基因，反應不同症狀。精神疾病也有遺傳性的機率，若父母皆有精神疾病，子女也有百分之二至三的機率，比起其他人零點零幾的機率來說，就差了幾百倍。

基因是改不了的，只能以後天的營養規劃，進行防治。我曾經受邀演講，至一個成員國有三四十個的國際醫療組織，是一個龐大的非營利機構，其中主要項業務就是糾舉濫開精神科藥物的醫院、診所及醫師。有些精神疾病的診斷是捏造出來的，照常開藥給患者，壓制負面的思想和情緒，開藥的邏輯和標準和其他疾病相同。根本無法深入大腦，解決問題，只是一味濫用藥物；只有營養，才是最正確的出發點。

前面提到酮體對人體的好處，酮體的分泌不僅僅對於慢性病和代謝性疾病有幫助外，還可以讓大腦安定，對於癲癇、阿茲海默症、失智症，及大腦的退化，都有一定的效用，這些都和營養息息相關。但長期以來，大眾卻大量攝取葡萄糖，只有熱量沒有營養，加速這些腦部疾病的發作。我們都會說「千金難買早知道」，那為何平時不增加酮體、攝取優質脂肪，和降低澱粉的攝取呢？雖說營養不是食療，但長期以來的飲食習慣和型態，足以改變營養的攝取。

阿茲海默症發生初期，前半年都還有機會逆轉。美國有位醫師的母親初期失智，每天喝一匙椰子油，吃生酮飲食，慢慢控制住失智的狀況，開始恢復；半年後的家庭聚會上，可以叫出每一個家庭成員的名字了。攝取優質油類是一個不錯的方式，但最好的方式是利用間歇式禁食和營養，讓海馬迴長出來。行文至此，你會發現「營養」不只和身體，也和精神相關；人是身心靈合一的，疾病只會發生在身體上嗎？身體健康，但「頭殼壞去」人也就壞去了。

大腦所要分泌的血清或激素太多，例如多巴胺，缺乏就會導致巴金森氏症。雖然是腦內分泌的神經傳導物質，本身不是營養素，但我認為它卻是人體所需的「營養」，我們可藉由營養的觀念，思考如何產生多巴胺。大家都知道

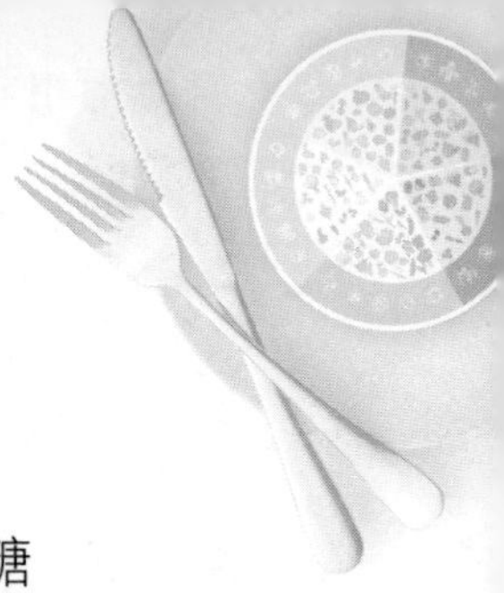

糖尿病和胰島素的關係，少量分泌即可產生巨大的效果；罹患糖尿病二期的成人，雖有胰島素，但卻有阻抗，就好像突然間，身體認不得胰島素，因此不起任何作用，或是作用鈍化了。如前所述，這和糖尿病患的體脂肪有著極大的關係；當體脂肪下降時，阻抗也隨之下降，胰島素的效果就能回復。換言之，不是因為你沒有胰島素，而是它被阻擋在外，無法發揮作用。

有了胰島素的例子，再回到多巴胺等腦內分泌來談，讀者們會更能了解。還有被大家稱為「幸福荷爾蒙」之稱的血清素也是重要的腦內分泌，就像運動三三三能使腦下垂體分泌腦內啡一樣，使人飄飄然，被稱作是「快樂荷爾蒙」……統統不是靠著澱粉或葡萄糖產生的，兩者反而還會損害這些腦內分泌的產生。研究已指出酮體能幫助大腦生成分泌及釋放，這些腦內分泌物都和精神息息相關。

以我自己為例子，運動讓我產生腦內啡，讓人更沉著，穩定。若沒有腦內啡，就容易煩躁，情緒不佳，脾氣差，沒有修養，容易罵人，渾身不自在。這些影響，在有跑步運動的人身上，就很明顯。有時候太忙，稍微耽誤了跑步運動，我就會缺乏耐性，容易做出錯誤的決策；通常這時候我就會先去跑步運動再說。所以，身體和精神是無法分離的，營養也是，它不管身體還是精神，一視同仁，都有極佳功效。當營養素全都到位，身體健康改善，精神狀況穩定。在外人看來好像吞幾顆營養素就能搞定，但事實上，不是吞幾顆營養品的問題，而是因為懂得營養；知道缺了那些營養坑洞，得以填平。這都有來龍去脈，有跡可循，不是隨便吞保健食品就可達到。

世界上公認最聰明的愛因斯坦，大腦開發了百分之六而已，剩下的九十四，全都是上帝的，沒有人能了解裡面的奧妙，人類知道的實在太少。不知道的部分太多，人類往往瞎猜胡搞，用藥搞壞了。

想「藥」搞定大腦，只是走向毀滅。大腦中有許多的突觸（synapsis），是兩個神經元的相接處，可想像為交通樞紐或連接點。神經細胞體有許多突出的觸角，每個觸角都會放出魚線狀，名為髓鞘的物質，和另一個神經細胞體相互鏈接，便能傳遞訊息。我們可以想像，這些「突觸」就是捷運的轉接站，在我們的腦中有幾十兆這樣的轉接站。我以「大腦的糖尿病」來形容失智症、阿茲海默症或腦部病變患者的突觸銳減；此外，還堆積大量類澱粉物質，如同頑垢，無法除淨。試想，轉接站不只無法發揮功能，還堆積大量汙垢，還能運輸傳遞訊息嗎？當突觸銳減，但海馬迴再生，還是有機會逆轉，不過黃金時間只有半年，不能拖太久。

海馬迴管理的範圍太廣，我們的智能、記憶、情感、情緒、思維及空間定位等等，每個突觸如同捷運轉接站，這些工作都是靠它們處理。突觸又以4-氨基丁酸（GABA）為傳導因子，可壓抑或助長。我們的大腦具備壓抑及刺激兩種功能；通常壓抑較為活躍，例如我們在路邊看見帥哥美女，大多會選擇壓抑，壓抑搭訕的念頭。但若大腦受傷，無法壓抑，便會助長刺激，走過去搭訕，說出無禮不得體的話。這些化學的傳導因子和荷爾蒙不勝枚舉；荷爾蒙是遠端傳導，例如從大腦到胰臟，才發生作用。

像我前面提到的腦內啡這些分泌，則是該部位直接產生並且作用。但這些傳導物質，都是蛋白質組成的，所以人體有多少蛋白質，數萬種吧，全都和營養相關。稍有失衡，某種蛋白質變少，傳導因子無法順利分泌，就會導致疾病發生。

年紀大了，得到巴金森氏症的機率大幅提高，雖和基因有關，但也和這些腦內分泌及營養失調有關。未來的領域，營養大有可為，我就在進行這個領域的研究。營養的規劃越好，慢性疾病就不容易纏身，活得老，但也活得好。沒有失智問題，沒有機能退化問題，沒有萎縮，健步如飛，這才是優質老年。老化，可以優質，也可以劣質，端看你的選擇。營養的領域浩瀚無窮，終其一生投入研究，也難窺見全貌。但，絕對不是「研發新藥」，或藥物和營養相關就可達成，化學仍是無法解決問題。

上帝賜予太多的營養素在自然裡面，我們要懂得發掘，神之手將蓋子掀開，令你發現一些別人未曾發現的東西，這就是科學的發現。不是你比較聰明，而是祂願意讓你看見。我在營養就是看見了某些東西，感謝神之手的大能，願意讓我一探奧妙。

如果你還是認為藥物比較好，我也無法阻攔你。但營養就是這麼神奇，一旦對了，隨即吸收，立竿見影。只要一點點，不用多，就能改變你。就像血紅素需要鐵，無時無刻在身體裡運作，但所有的鐵抽出來，也只能做成兩根鐵釘罷了。一根鐵釘不夠，人會貧血；三根鐵釘又多了，堆積在肝臟過多，會出現肝鐵過量症候群，也容易肝硬化。

不只是鐵，我們也需要「銅」的營養素。但若是因為遺傳的關係，導致銅太多，無法正常代謝，堆積在腦部或其他內臟，則會導致威爾森氏症，引起黃疸、肝硬化、肝腎功能衰竭等疾病，也會堆積在虹膜，明明是黑髮黃皮膚的東方人，卻有藍色的眼瞳。

若銅太少，則是緬克斯症，使得大腦和小腦退化，嚴重的話還會導致萎縮，也會導致骨質脆弱，容易骨折，皮膚上出現色素斑點。光是銅營養素的不均衡，便會引發這麼多症狀，不只本章節提到的營養素，我們還需要其他營養素。堆在身體，就出現這麼多問題，更何況堆積在大腦。腦部是脂肪組織，所以會堆積許多脂溶性的東西；別在大腦堆積脂肪，腦滿腸肥無所用處，要累積「營養」，當然可以逆轉精神性及遺傳性疾病。

5.2

個案陳述與分析

二十歲的弟弟，從外表看來與常人無異，不論是智力，還是與人對答，均屬正常；但卻極端焦躁不安，幾乎坐不住，時不時就要用頭撞牆，難以克制這股衝動，要人隨時在旁邊拉開他。連靜下來都難，更別說是好好坐在書桌前念書，媽媽為他實在是操碎了心。來到我面前諮詢時，談話到一半，就突然跳起來又想要撞牆，我看了也是搖頭嘆氣，人生還那麼長，但這樣的孩子要怎麼自理生活呢？媽媽到處求醫，求神問卜，吃藥喝符水，能做的都做了，最後找上了我，抱著營養處方姑且一試的心情。

三天後，媽媽打來，興奮地說：「醫師謝謝您，我兒子好了！」一時間我還反應不過來，問她：「好了，什麼好了？」哪來這麼乾脆的「好了」？本來我還在想，應該幾個月才會有起色，慢慢逆轉。哪有三天就好了？說真的，連我都不相信，一度懷疑是我開的處方嗎？聽到媽媽道謝，一直說好了，並未多說。真的還是假的？放任不管，他不會撞牆嗎？我接著問：「妳也多講兩句吧，好了是怎樣？」媽媽只回答：「不會撞牆了，要準備讓孩子去讀大學了。」看來我的營養處方真的有補到他需要的營養素。

聽過「鋰鹽」嗎？就是鋰電池的「鋰」，它的確是精神科的藥物，但同時也是一種營養素。營養素的分類，除了維他命，還有礦物質，如前面所提的銅和鐵。使用得當，補充了營養，就是神效。當然，我在劑量和強度上，做了調整；或許也是上帝願意救這個小弟弟吧，才藉由我的營養處方發揮功效。同樣的，透過這個案例，我們可以回過頭來檢視，是否精神性疾病也是缺乏營養呢？鋰只是一個小小的例子，礦物質的營養素不勝枚舉。人體是很精細的，多一點或少一點都不行。我們的肌肉都有神經，也都有突觸部位及傳導信息的能力。若神經萎縮或出現疾病，則會引發不同的疾病，例如肌無力或漸凍症。我亦有罕見疾病的個案，這兩個孩子出生都罹患了尼曼匹克症，即鞘髓磷脂儲積症。因為基因的關係，導致鞘髓磷脂無法代謝，堆積在肝、腎、脾、骨髓及腦部等，進而造成這些器官的病變。藥物無法幫助他們，但營養或許可以。

二十六年前，我還在美國時，看過一位家醫科名醫的著作，他的太太罹患肌肉纖維疼痛症，一開始發病是疼痛，日日與止痛藥和消炎藥為伍，接下來全身無力，肌肉的功能也開始萎縮，到最後只能臥床，但臥床的時間越來越長，最後幾乎無法起身，終日臥病在床。可是她的神智清醒，身體不能動，卻還會感受到疼痛。丈夫給她再好再貴的藥物，都沒有用。直到某位朋友介紹健康食品給她吃，一開始非常抗拒，但病痛纏身，只好死馬當活馬醫，開始漸有起色。他們住在美國中西部的南達科他州，房子土地都很遼闊，太太最喜歡騎馬，照顧馬匹，替牠們刷毛。經營直銷的朋友，給她吃了幾種營養素，居然慢慢回復，起身的時間越來越長，無力的症狀改善……到最後又能看見她在陽光下馳騁和刷馬。

後來發現，原來是因為膠原蛋白急速流失，再加上遺傳基因的影響，才有這樣的病症出現。只要攝取足夠的維他命 C 和花青素等營養，讓身體可以生成膠原蛋白，所以逆轉；這是任何藥物都做不到的。我們吃進來的蛋白質，會分解成胺基酸，進而重組分配，所以不會全部都變成膠原蛋白，而且膠原蛋白也只佔所有蛋白質的千分之三。這就不是醫療的領域，而是營養的領域。難不成你以為每天拚命吃或喝膠原蛋白的健康食品，就能長出一整塊膠原蛋白，讓你的肌膚變得豐潤有彈性？

你無腦，腦子都充滿了脂肪！正確的作法是吃下促進膠原蛋白生成的營養素。吃維他命C很好，但花青素也不可或缺；它促進生成膠原蛋白的強度是比維他命C的二十倍以上。所以不是隨便吃吃維他命C就好，要懂強度和劑量等等。肌肉疼痛、無力、萎縮或漸凍，各有不同的劑量與搭配組合。所以，來諮詢的患者中，不乏肌無力患者，他們會問：「這是自體免疫疾病，能逆轉嗎？」當然可以，不論是慢性病、自體免疫疾病還是精神疾病都可以；但你先過要來諮詢，我才能幫你逆轉。

肌無力患者，吃了這麼多年的神經科藥物，也是無效了才會來找我。就像亞洲天王周董的僵直性脊椎炎，吃藥不會好，只能抑制，唯有靠營養才能改善或逆轉。當我懂營養之後，彷彿一扇大門打開了，透出光明和希望，說不定好事就要發生了……神之手掀開蓋子，我看見智慧的火花。不要侷限，以為藥物才能改善；當你這樣認定的時候，你的腦就封死了，意識形態成形後，你便再也不會接觸這一塊。就像家醫科的名醫，看著愛妻漸凍，不得不嘗試，才有「解凍」的奇蹟發生。也因此，他從家醫科成了營養專科的名醫；他算是啟蒙我的醫師，也告訴我頭腦不要鎖死。美國的名醫又如何？還是一味的開藥給藥罷了。

營養能做的事情太多了；保持開闊的心，不「藥」再鎖死自己。

5.3

逆轉代謝、退化性疾病有所謂合理收費標準？

最近，我繳納了罰單。一位五十出頭的女性過來諮詢，也開了營養處方給她。隔天居然要求退費，因此有些糾紛。我該給的都給她了，但卻莫名其妙要退費，好像買了商品之後，可以無條件退費似的。醫療不是商品，哪能這樣？我的處方都開出去了，我的服務就完成。後來，吵到消基會和衛生局，衛生局開罰，其中一個理由是「未按照收費標準收費」，認為營養品怎能賣這麼多錢？

根本白癡，腦子都被脂肪塞爆了嗎？搞不清楚狀況！我逆轉疾病，助人恢復健康，這有收費標準嗎？每個人對於健康的價值不同，請問這有「價目表」嗎？我看到新聞報導，一顆腎可以賣到台幣七百八十萬，這只是一顆可供移植的腎喔，還不算醫師開刀等醫療費用。

請問，我逆轉那麼多腎臟病的病患，把他們從瀕臨洗腎的邊緣拉回來，讓他們逆轉，不需要洗腎；或是讓已經洗腎的患者漸漸恢復功能，從一週洗三次，逆轉成一週洗一次——這要怎麼計算？衛生局要不要付我七百八十萬？還敢以「未按收費標準」的理由開罰？我有本事恢復腎臟機能，衛生局有本事恢復嗎？哪來的資格管我？我逆轉了肝硬化，請衛生局告訴我，一顆正常的肝多少錢？一顆硬得像石頭的肝，被我逆轉恢復機能，請衛生局告訴我，我應該收多少錢？

哪來的標準可言！我被罰得心不甘情不願！還說是依法開罰，請告訴我，憑什麼「法」？開藥給藥吃藥，根本不會逆轉；但我用營養逆轉了。在那些人眼中，營養品就是次等，不如藥。因為健康食品不能提到療效；真正可以逆轉的營養不能提到療效，但無法逆轉的藥物，卻可提到療效？我本來想要以柔性的方式促進改革，以對話開啟協商及合作的契機。但一張紅單，就表示對立。我被罰的時候，還有去衛生局解釋，我將上一本書放在主管機關，這就是我的解釋，老子砸在衛生局的桌上！我的每本書都販售，只有這本用送的。要寫報告？這本就讓衛生局好好寫，慢慢寫吧。

老子這張紅單繳得很不爽，但沒有申訴的管道。開了紅單，就得繳，啞巴吃黃蓮，有苦說不出。逼得老子大動肝火，只能用言論自由討回了。被罰了幾萬，我總得寫書賺回來吧，順便將衛生局的行徑公諸於世。開藥行之有年，捫心自問，逆轉了什麼？有哪些案例可以拿出來當作教案？還用這種囂張跋扈的態度，欺人太甚。衛生局接到民眾反應，不能不管，說自己為民服務，我身為醫師，難道不是民眾嗎？難道因為我身為醫師，收入和社經地位比一般人高，就該被罰就該死嗎？這不是繳不繳得起罰單的問題，開玩笑，這一點小錢我真的不痛不癢，老子不爽的是不辨是非，明明行醫助人，卻含冤被罰！而且，申訴罰得更重，解釋完加倍被罰。好像我默默承受就算了，只要申訴，就是頂嘴不聽話，要再加罰。我根本沒錯，為何就得平白無故的被罰，還要被逼著認錯？老子就是吞不下這口氣！

請問健康值多少錢？請問逆轉的收費標準多少錢？一個螺絲的成本只有一元，鎖在對的位置，可以賣你十萬，這是專業和經驗。衛生局這麼蔑視並踐踏我的專業和經驗，忝為政府機關。老子豈容衛生局如此揉捏踐踏！我去台北市政府將我的案件向市議員陳述，議員也支持。但是，衛生局的豬頭官員，不分青紅皂白；反正有人檢舉，有了糾紛，就是開罰。這樣誰還要出來行醫助人？誰還要逆轉？我是在幫助健保局少開藥物，減少患者。這一開罰，是鼓勵我回去當開藥給藥、無法逆轉的醫師嗎？讓這些患者疾病纏身，活著沒有盼望，這是健保局和相關單位想要的嗎？

5.4

成也健保，敗也健保

政府機關只照程序做事，不用腦子，根本沒有標準，居然以此為理由開罰！該改革了吧！以為給藥就是最好的醫療嗎？所以成也健保，敗也健保，在醫療上面，健保只給付藥品和開刀。以為自己是行之有年的主流醫療，因此驕傲自大。就是行之有年才要改革！沒有那麼長的時間，哪會腐敗？就像滿清政府，幾百年才會腐敗。要革命，總要有人出來開第一槍，我願意出來開這第一槍。哥林多後書十章三節到五節有云：「因為我們雖然在血氣中行事，卻不憑著血氣爭戰。我們爭戰的兵器本不是屬血氣的，乃是在神面前有能力，可以攻破堅固的營壘，將各樣的計謀，各樣攔阻人認識神的那些自高之事，一概攻破了，又將人所有的心意奪回，使他都順服基督。」

臺灣有最好、性價比最高的醫療體制，健保照顧許多病患，開刀給藥等等都有健保資源。不過，只是看起來性價比高，就像花了兩百元，吃一塊三十盎司的牛排，但這牛排好嗎？有人認為大塊就好，也有人認為只是肉塊碎屑拼湊而成，根本不好；爭議就此產生。我的哥哥劉乂兮醫師，在健保診所服務多年，他深知健保也有M型社會，最底層的患者，只花兩百，覺得有藥拿就好。這就像寧可天天吃泡麵，也要買蘋果手機一樣，對於健康，他們只願意付出這些。這樣是無法獲得健康的，沒有營養的概念。這種醫療就好比去速食店一樣，不花你很多錢，但也不會給你好東西。

這樣會得到健康嗎？我保證你有吃不完的藥。就以感冒為例，每次看醫生，都拿一個禮拜的藥，但看了兩三次，拖了一個月才好，最後是因為你自己的免疫系統好的。冰凍三尺，非一日之寒，藥價黑洞是幾十年累積而來。給你的藥，越來越劣質，因為健保費也沒收你多少錢。健保可提供的服務就和開藥給藥脫不了關係，不要期盼健保可以給你什麼好東西。我認為健保最能幫到的是開刀、住院、加護病房、急診和急性救護等患者。我並不會完全否定健保的好處，畢竟我們也需要這類醫療資源；但慢性病只能給藥，這是健保無法解決的部分。目前健保並未包含營養層面的補充，而且被認為次級；但在我的觀念中，營養的效能卻是大大高於藥物，不過健保不給付，只能自費，而且成本不低，健保無力負擔。

要改革的面向很多，醫界對營養近乎視而不見，或充滿偏見；藥廠對營養品的敵視和仇視，這些問題都存在。不過，我也有提到，只賣健康食品是沒有用的，營養處方並非營養品。錯綜複雜，要懂得透徹，是很難的。改革是必須的，這和整個醫療界都有著利益掛勾有關；我再講下去，牽涉的層面更廣，黑洞更深。但，我既然著書立論，期待未來能發展出改革的框架。本來滿懷好意，想藉著營養的改革，幫助健保的藥價黑洞；因為無度濫開藥物，健保局只會越付不出錢，還是得債留子孫。我提出「營養」的解答，只希望相關政府單位正視。別再掩耳不聞，視而不見。我被逼得槓上相關單位，本來想要好好說，現在我要大聲說。越不爽，越要大聲講，我並不針對人，而是針對健保體系和相關單位。我言之有物，不服來辯！我既然被稱為劉P，也是雙關語，出來總是要批判亂象，不平則鳴。這也顯示我們臺灣有容納不同聲音的度量，我不是為反對而反對，而是看見問題，想促進改革，望有關單位能夠接受，我將會用越來越多的逆轉案例說明呈現，引起相關單位的重視。

真心期盼，有一天，大家都能不再吃藥，沒有慢性疾病，健保可以補助營養處方。我不爽歸不爽，罵完就算了，還是心存正面積極的願景，期待振聾發聵。

【大劉醫師這麼說】令我震驚的故事

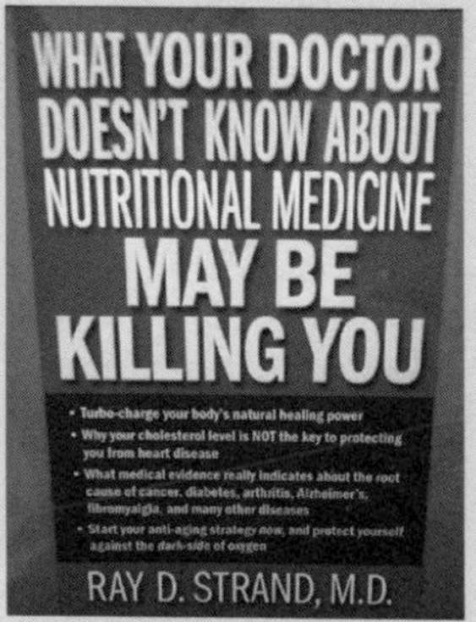

在這本英文的書上記載，一個令我震驚的真人故事：一九九〇年代猶他州有位叫大衛（化名）的男生，原本有美好的家庭，在政府駕駛執照部門做檢查員，慢慢地，他得到類似漸凍人 multiple sclerosis 的多發性硬化症疾病：

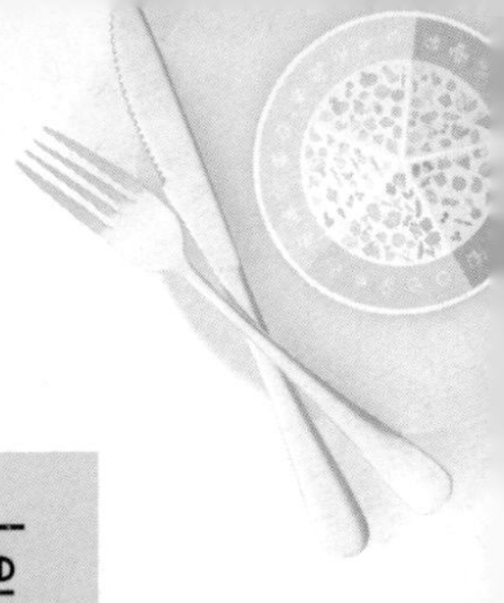

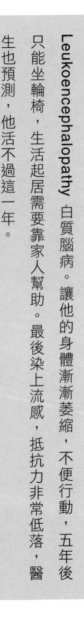

Leukoencephalopathy 白質腦病。讓他的身體漸漸萎縮，不便行動，五年後只能坐輪椅，生活起居需要靠家人幫助。最後染上流感，抵抗力非常低落，醫生也預測，他活不過這一年。

正當大衛寫好遺囑，跟家人説完離別的話，看好墓地後，那個母親節他竟然也沒去世，所以他毅然決然開始吃了兩種營養素：一個是從葡萄籽萃取的抗氧化劑，另一個是礦物質。

慢慢地，他開始有了力量，肌肉也開始長起來，他逐漸有了信心後，又增加葡萄籽的劑量。現在他再次從輪椅上站起來了，可以自己走路，雖然走路的樣子有點滑稽，可是他又重新考上駕駛執照，回到自己的工作崗位。

這是一個成功的案例，連多發性硬化症，全身無力需要坐輪椅的人，也可以得到逆轉！

【大劉醫師這麼說】癌症現況與營養處方的角色

現代因為抗生素的引進，以及醫藥科技知識的發達，所以以前最常致命的傳染病和慢性病，都得到有效的控制，增進人類壽命的延長。現在癌症竄升到人類致死率的第一名，而且這幾十年來，一般癌症用藥、化療和電療，遇到嚴重的瓶頸，都沒有明顯的進步。

要有正確的飲食觀念，什麼應該多吃？什麼應該避免？看到前面有路上有一個坑洞，總是要繞道，避免，預防跌倒。所以讓我們溫故知新，可預防癌症的發生。

- 溫度太熱的食物和飲料，容易造成食道和胃癌，而不是吃「辣」；辣椒是好的抗氧化劑。
- 長期喝含氯的水，容易罹患膀胱、大腸、直腸、食道和乳癌的危險，所以含氯的水要煮沸。
- 多吃富含纖維的食物，例如：水果、蔬菜、全麥穀物、堅果及豆類等，可預防腸胃道的癌症，從口腔到直腸都保護了，而且還包括咽喉、胰臟、其他內臟器官、乳房、子宮頸、卵巢、子宮內膜、攝護腺和膀胱癌。

- 缺乏蔬果的纖維，容易罹患大腸癌。纖維之所以可防止大腸癌的機轉，在於它能改變大腸的菌種、吸收致癌因子、稀釋大腸內容物，並將它轉換成有保護作用的短鏈脂肪酸，能加速致癌因子到糞便的通道時間等。
- 多吃肉類會致癌？這完全是無稽之談！
- 常吃醃製的火腿、碳烤香腸及炸物，容易形成雜環胺的化合物，而導致罹患胃、大腸、直腸、乳房或胰臟癌。可是阿根廷烤肉只是利用碳燒的溫度，沒有直接接觸與燒焦，則不會致癌！
- 每天喝綠茶六到十杯，需要六百毫克以上茶因（茶多酚）的含量，可預防血癌和攝護腺癌的形成。

・常喝無糖豆漿，含大豆異黃酮，可抗結女性荷爾蒙，減少罹患乳癌、大腸及直腸癌的危險。

・多吃蒜頭，不管是生吃、熟食，或萃取成的膠囊，皆可降低罹患攝護腺、胃、大腸和直腸癌的風險。

我們華人婦女雖然較少抽菸，可是卻長期在廚房做菜，經年累月吸取油煙的堆積。特別是用菜籽油和大豆沙拉油炒菜，從中產生揮發性的致癌因子，和基因突變，容易罹患肺腺癌。所以用椰子油做菜是比較好的選擇，它的燃點固定，不會產生揮發性的抗癌物質。

・青花椰菜含有高含量的抗癌物 Sulforaphane，生食或汆燙兩相宜，應該多吃。

有個 case report，記載一位六十三歲的男性，經切片證實體內已有無法切除的肝癌。他拒絕所有的傳統治療，只吃養生餐，過了一段時間，X 光照出來的片子，客觀地比較，看出腫瘤明顯變小，和 alpha-fetoprotein 回到正常值。兩年後，他死於食道靜脈曲張大量出血的後遺症，可是神奇的是，肝的解剖卻顯示正常，沒有癌症。（Gaffey MJ, Joyce JP, Carlson GS, Esteban JM . Spontaneous regression of hepatocellular carcinoma.Cancer 1990;65:2779-2783）

在一本營養學的書中，提到另一個成功的例子：有位大學四年級的女生，得到卵巢癌，在做開刀化療的同時，用營養處方來做補助，效果非常好！讓她有足夠的體力和抵抗力，減少化療藥物的副作用，而且針對癌症的細胞下手更有效。（Ray D. Strand,M.D."What your doctor doesn't know about Nutritional Medicine"Thomas Nelson Publishers,2002, p 79-80.）

所以營養處方裡面的抗氧化劑，在抗癌的作用中主要的機轉有：

1. 防止癌症細胞的DNA細胞核生成自由基，對身體的損害。
2. 提供足夠的營養，和所需要的修復能力。
3. 終身可安全服用，而不會帶來副作用。
4. 帶來最佳免疫能力，以對抗將來臨的癌症破壞。
5. 防止化療和電療所產生的「氧化張力 oxidative stress」所帶來對身體的破壞，因此延長存活率。例如：掉髮、口腔黏膜的破壞、失去對食物的食慾、增加生活品質，減少嘔吐，及降低疼痛等。
6. 抑制癌症細胞的成長和複製。

單單在維他命C增加劑量，每天三克，甚至十克的靜脈注射，讓維他命C轉變成強大的抗氧化劑，就具有神奇的抗癌能力。我稱它是鎮暴部隊，在細胞之間巡邏，隨時擊殺轉變成癌細胞的DNA。

Alan R.Gaby,M.D. 在他的營養醫學《Nutritional Medicine，Fritz Perlberg Publishing，2011，p.1213》這一本教科書裡，就收錄了很多文獻，記載著

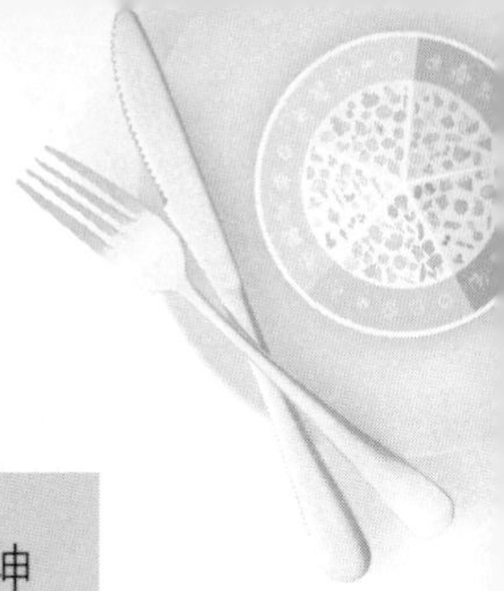

神奇的效果：

・三十九個癌症末期病人，接受維他命C，十克靜脈注射一星期，休息三天後，再每天口服十克一星期。他們都在生活品質：減少疼痛、減少嘔吐、增加食慾、減少疲勞，在情感和認知的功能上都有明顯且有意義的差別與進步。

・五位癌症患者因為癌細胞擴散到骨頭，都有難以解決的疼痛，就算有嗎啡的治療，仍舊無法緩解。他們都接受維他命C每天十克的靜脈注射，在五到七天內，其中四位病人完全不再疼痛。最後一位也只需要輕微的止痛劑，就可緩解。之後沒有人在停掉嗎啡後，再恢復疼痛。

以下的case report其峰迴路轉的見證，更是讓人目瞪口呆：

一位嚴重到病懨懨的四十二歲男性，他的肉瘤是癌症，已經擴散到全身，得的是 reticulum cell sarcoma，所以開始維他命 C 一天十克，靜脈注射十天的療程，再繼續每天十克的口服。

結果在十天內，所有淋巴球腫大病變都消失，肝臟及脾臟都縮小到正常體積，肋膜積水已經減少了，病人在臨床的症狀進步良好，所有癌症指數回歸到正常。

病人繼續以每天十克的維他命 C 口服延續，在四個月內慢慢慢降低劑量，一直到完全停用維他命 C 為止。

停用四個星期後，他的狀況又嚴重，危急起來。趕緊再施打維他命 C，反應又非常良好。

他的病理組織診斷，是被二十四位病理專科醫師，一致共同認證的。

現在這位病人每天服用維他命 C 口服十二點五克，連續十三年，都沒有復發。所以之後他決定停用維他命 C 的治療，現在已經又過了兩年，病情都沒有惡化。

有位婦女罹患卵巢癌第三期 C，mixed papillary serous and seromucinous

adenocarcinoma，先做了六期的化療（paclitaxel/carbonation），另有補充口服的抗氧化劑，維他命 A、C、E、CoQ10，和 beta-carotene。

經檢驗後，雖然仍有殘餘的癌細胞在骨盆腔內，但她毅然決然地決定不再做化療，只願意做高劑量的維他命 C，每天六十克的靜脈注射，一星期的療程，之後一週兩次，持續下去。

三年後回去做腹部和骨盆腔的電腦斷層切影 CT Scan，沒有發現癌細胞的復發情形，而且 CA125 也都歸回正常。（Drisko JA , Chapman J, Hunter V J. The use of antioxidants with first-line chemotherapy in two cases of ovarian cancer.J Am Coll Nutr 2003;22:118-123.）

一位七旬男性，曾經罹患腎臟癌 adenocarcinoma，所以右邊腎臟全切除。三個月後，現在發現肺部和肝臟有多處癌症轉移的現象，主動脈周圍有淋巴腺病變和腫大。雖然沒有在這些地方切片，可是癌症醫師都認為，他的臨床表現已經是癌症轉移的診斷了。所以給他高劑量的維他命C的靜脈點滴，一週兩次，每次三十克。他的肺部腫瘤逐漸好轉，三個月後完全消失。維他命C的點滴繼續七個月，然後逐漸減少次數。

十二年以後病人死於心臟衰竭，可是解剖完全沒有癌症細胞。（Riordan HD,Jackson JA,Schultz M.Case study: high-dose intravenous vitamin C in the treatment of a patient with adenocarcinoma of the kidney.J Orthomolec Med 1990;5:5-7.）

現在市面上還有很多苦瓜精、茄紅素、薑黃素、茶葉裡的茶黃素、牛樟芝以及大蒜精華等萃取，有太多上帝賜下的天然營養素，都需要我們繼續在增加劑量上，等待更多的定論。

Chapter 6

唯有營養醫療之成功改革，方能幫助慢性疾病脫離藥物毒害

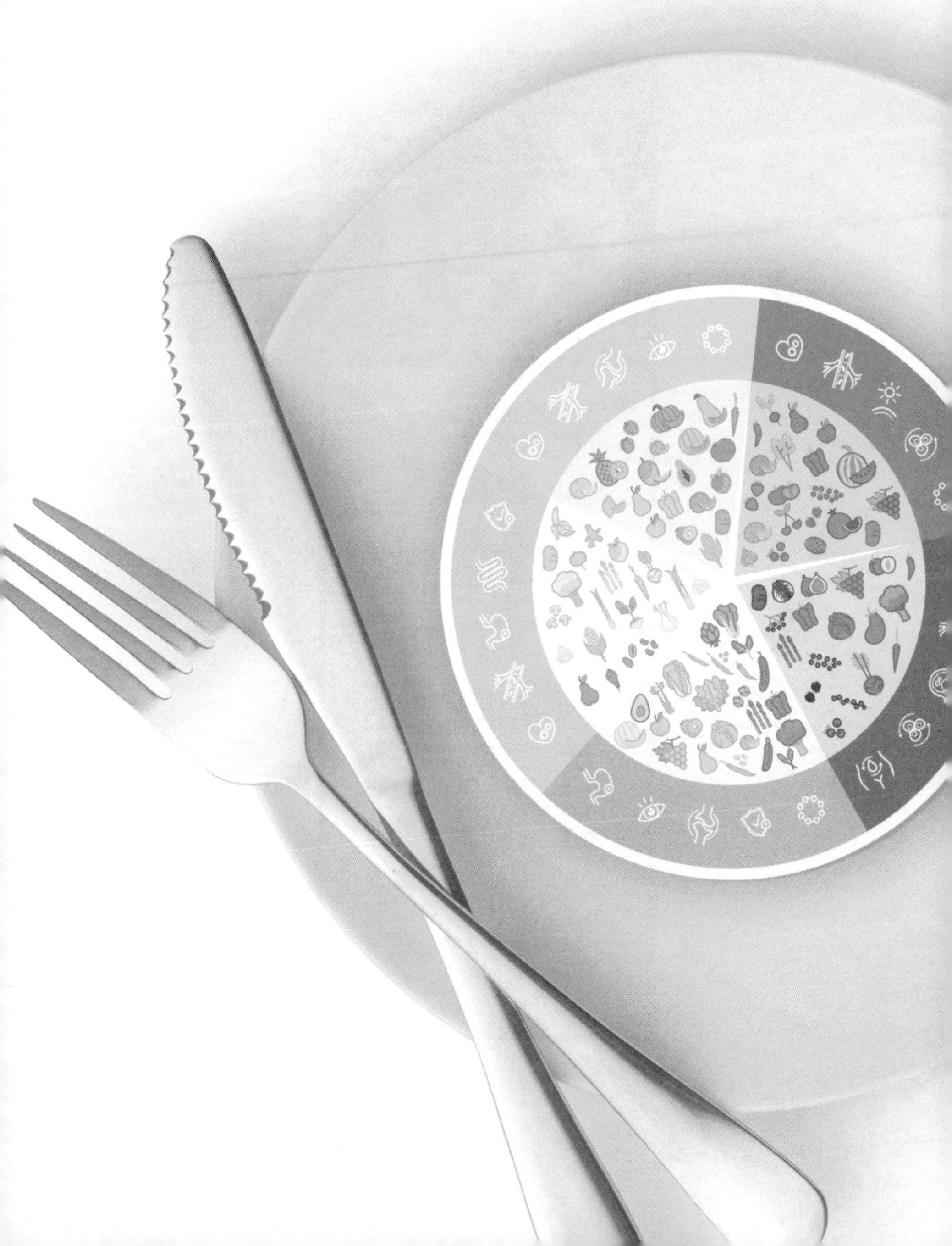

6.1

對岸將領先採納營養取代藥物治療慢性及代謝性疾病方針

最近我有一個令人驚訝卻又難過的逆轉案例，六旬阿桑，兩天就得洗腎，已維持了近二十年，到此都是我診間常見的案例。但令人最驚訝的部分是，老人的兩顆腎早已摘除，但逆轉之後，現在八至十天才洗一次腎。兩顆腎臟都沒有了，還是得做血液透析，但是間隔頻率從兩天變成八天。沒有腎還是可以逆轉，不但令人驚訝，也很勵志。很多人都問我如何逆轉，除了營養處方、間歇式禁食、吃得靠近生酮和跑步運動外，沒有別的。但，我調整了「劑量」，還記得我前面提過，運動三三三就是一種劑量；因為兩顆腎都摘除了，所以他一天要運動三次，每次至少三十分鐘。對他而言，排汗就是排尿，將皮膚變成透析的工具，汗水比尿液更具有排毒的效果，尤其是排重金屬。

兩年前老人家接觸到我的演講和書籍後，便開始身體力行，要女兒帶他來找我。換言之，這兩年來他日日操練，身材已如運動員般精實，體力豐沛，神采飛揚。外人光看他的外表，都稱讚他精神矍鑠；誰能想得到他每八天就得洗腎，且兩顆腎臟俱已摘除？我以前都笑說，只要還可以排一點尿，我都能逆轉，但任憑我再有想像力和創造力，也難以想像——沒有腎臟，可以逆轉。沒有腎臟都可以逆轉，更還況你還有腎臟，這再度證明我是對的，你再也沒有藉口說自己做不到。回想當初女兒帶他進來診間時，萬分不放心，因為長久以來都是女兒帶他去洗腎，他的狀況如何，女兒再清楚不過。所以女兒起初半信半疑，但是現在非常信賴我。他的逆轉令人驚訝，但難過的事情也同時發生——

因為逆轉，所以他被洗腎中心列為黑名單。

你一定感到疑惑吧？試想，原本兩天洗一次，現在八天洗一次，沒像之前那樣乖乖回去洗腎，洗腎中心可要少賺多少錢？洗腎中心當然將他列為黑名單，醫師當然「修理」他，怎麼修理呢？在血液透析的過程中會將患者的血液抽出來，送入血液透析機，其中有類似濾網功能的滲透膜，會清除過濾血液裡的新陳代謝廢物和毒素，再將淨化完成的血液輸回患者體內。表面上機器運作，可是根本沒有過濾透析。本來洗完後高鉀離子、尿毒及腎功能等指數都會下降，但洗前洗後的指數沒有變化，等於空轉。他嘗試了不少洗腎中心，早已被點名作記號，不管去哪裡洗，都是空轉。只能再來向我求助，我介紹認識的腎臟科醫師，能讓他八天十天洗一次，維持在最好的狀況。

原來，這個世界真的有見不得患者好的醫師，如此黑暗。這就和開藥的狀況一樣，好轉之後就能減藥，可醫師偏偏不減；因為減藥就等於收入減少，少開藥少洗腎，直接影響利益。他們在做什麼事，患者表面上看不出來，有些還會動手腳「加料」，讓患者不舒服，只能回復兩天洗一次的頻率。唉，這個案例一披露，我又要被洗腎中心的醫師和業者怨恨了。但是我不怕，因為諸如此類近乎奇蹟的逆轉案例，每天都有，因為「我靠著那加給我力量的，凡事都能作。」（腓立比書第四章十三節）

其他的醫生不會靠過來了解我的逆轉之道，但是患者會，因為這是他們真正渴求的健康。藥物做不到的逆轉，健康的解答，我已完成。有朝一日，營養會取代藥物，這正是對岸正在進行的規劃，正在擬出方案，預計兩年內，百分之六十的藥物都得下架，取而代之的將是營養機能補給品，因為對岸沒有健保。所以，我才會說，臺灣就是成也健保，敗也健保。健保在慢性病的部分，只給付藥品。為了省去麻煩，不願意制定新的制度、標準、規範或法條，所以沿用現有的健保制度就好，相關單位才不管慢性病患者是否可以逆轉，吃藥是你家的事情。

好比在印度，因為種種原因，不方便拉線，所以不是每個家庭都有市內電話，但他們直接跳入手機的使用；誰說一定要有市內電話？直接進入手機時代。跳躍及創新可套用在不同地方，交通運輸也好，社群通訊也罷，醫療當然可以跳躍與創新。如同對岸沒有健保制度，但直接進入營養領域；姑且不論對岸擬訂的方案如何實行，或實行的狀況如何，至少已有遠見，用營養取代藥物，治療慢性及代謝性疾病。但反觀臺灣呢？我的營養處方和逆轉，居然被相關政府單位開罰，被主流醫療視為禍害。說到底，這樣的醫療制度，和只會開藥的醫師……誰才是真正的禍害？不用很久，你且看著，營養一定會成為醫療主流，藥物再無立錐之地。

6.2

營養療效遠勝藥物卻不能聲稱療效，為什麼？該如何改革？

二〇一八年初大家都在瘋世足，曾看了埃及對烏拉圭的比賽，整場球賽超悶，最後五分鐘烏拉圭進球，一比零分出勝負。踢足球不是比技巧，而是比體力，九十分鐘往來折返，平均要跑上十五公里，跑到最後都快抽筋，這個時候還可以展現球技，表示體能極佳。到後來你會發現決勝的關鍵在於營養，烏拉圭就在阿根廷旁邊，也是大啖牛肉的國家。牛肉的營養價值極高，我也常在演講中提到，有牛肉這樣上等的肉，為何還要吃豬肉那些次級肉類呢？反觀埃及，以米飯烤餅等澱粉類作為主食，吃雞肉居多，雖然牛羊肉也吃，但肉量絕對比不上烏拉圭。

烏拉圭的球員年紀平均還比埃及大，但體力就是比較好，差別在於營養。這就是我一直在講的，從營養看世足賽，從二〇一四年講到今年；但這樣的觀察不會出現在別人的眼裡，旁人不知營養的章法，所以看不出端倪。一九三〇年開始，每一屆的冠軍一律都是嗜食牛肉，或以肉類為主食的國家。亞洲國家為什麼無法奪冠？吃那麼多米飯麵包，還是把澱粉做為主食，吃進的全是熱量，營養極少。誰能跑了九十分鐘還像牛一樣勇猛有勁，贏面就大。別再說紅肉不好了，那是你不懂營養。

我們都明白營養的療效遠遠完勝藥物，但營養卻不能聲稱療效，難道這不需要改革嗎？營養不能聲稱療效，也和傳直銷有關，都被業務行銷做爛了，說得天花亂墜，百病全消。藥不能逆轉，所以有些人走向極端，極力推崇健康食品。我也說過，這是不會逆轉的。推崇健康食品，還是一樣在誤導大眾。營養處方自有其理論和科學實驗，只是醫師沒有接受過營養領域的專業訓練，不懂，所以忽略，產生偏見，同時醫師也被藥業綁架，進而跟著打壓營養。有的醫師在診所販售健康食品，或是代言，但並不表示他懂營養，這是兩回事，目的取向，置入銷售。對於營養，他可能全無所知。這就是我大聲疾呼，必須推動改革的原因之一；我也知道改革永遠需要疼痛與代價，如我前面所提的個案，明明可以減藥，可以八天才洗腎，偏偏就是逼得人走回黑暗的單行道。挾帶著主流醫療的冠冕，堂而皇之行惡事。看似引經據典，說得頭頭是道，只為了包裝黑暗的心思及手段。言之鑿鑿，不吃藥就會惡化、沒有逆轉這回事，以及不乖乖洗腎後果自負之類的話，極盡所能的恐嚇患者。

再舉個案例，我曾諮詢過一位乳癌患者，堅持不開刀，只吃中藥偏方；當然不見改善，反而惡化，癌細胞急速擴散轉移。過來諮詢前，她已做好所有功課，求我幫她逆轉。但為時已晚，她做錯決定，不開刀，還吃那麼多偏方，因此失去逆轉的契機。我只能告訴她，當時開完刀，做化療，存活率還是很高的，還有機會控制不惡化。我以前一天開五六臺乳癌的刀，所以我知道。現在她瘦得皮包骨，到了這個時候，我的營養處方無法幫她逆轉，或許只能讓她好受一點，剩下的交給上帝。我說得很清楚，她也認知得很清楚，我拒絕開營養處方給她，叫她不要花錢開營養處方了，多吃點牛肉吧。但她聽了只是頻頻點頭，願意努力的吃生酮飲食，喝豬油，吃牛肉，不死心地一再懇求我開營養處方給她，我不開營養處方，她就不離開。我看在眼裡，心裡也是難過，惻隱之心人皆有之；好吧，那我就來開營養處方吧。若能撐過一個月，很高興；還能再撐一個月，更開心。對她而言，如果花錢能買到一點時間，多加一點體重，怎樣都好。她處在極端的狀況中，營養耗盡，就是蒙主寵召的時候了。不期待奇蹟，盡我所能的幫助她，她比我更清楚，最差不過就是被上帝接走。

這也是一種案例，營養逆轉慢性病，是主角；但在癌症，只是輔助的角色。我不會說營養治百病，不會嘴砲。反觀傳直銷業者的話術，連癌症都可以治好，巴不得患者多買幾罐，卯起來吃。嘴砲是無上限的，突破天際也沒問題。倘若真有治百病，治癌症的產品，就不會有那麼多人得癌症，早就獲得諾貝爾獎了；這麼好的東西，我一定幫忙報名，確保一定獲獎。我推動改革，改革就是對決，從很多層面同時進行。縱然我知道革命不見得會成功，畢竟耳聰目明的人還是少數；我知道要付出的代價很大，但我願意去做，絕不退縮，捍衛到底。在營養的領域中，慢性病的進程中，總能讓我體驗真理，所以我才會完成一個又一個神奇的逆轉案例。期望改革，立法，不再隨意開罰，從我開始推動；再推不動，我就毫不留情地輾過去，直到輾出一條路。

6.3

加強營養之醫學教育、認證、學會、師資、教材及專科

現今對於營養的認識仍有許多不足，從小錯到大，從老錯到少，從頭錯到尾。教科書教的也不對，應大幅修改，重新來過，不能繼續錯下去。教科書還停留在一日三餐，三餐均以澱粉類為主食，豈不是在害人。這個世界很奇妙，錯的東西，說了千百次，就變成對的；謊言講了千百次，就變成真的。但對就對，錯就錯，大是大非豈能不辨？與真理牴觸的皆是謊言，真偽始終是二元對立，水火不容的。如馬太福音的五章三十七節所云：「是，就說是；不是，就說不是；若再多說，就是出於那惡者。」真理就是絕對的，沒有模稜兩可，似是而非的話語。真理不是民主，不是大多數人投票贊成就對，且往往掌握在極少數的人手中。真理具有排他性，容不得作惡的口大放厥詞。為真理，可付出生命的代價。

常常在新聞報導中提到的「醫學新知」，你以為真的是新知嗎？很多都是五年前的研究報告，經過不斷的實驗證明，等你知道的時候，已經是五年前的事情了，早已是舊聞，根本沒有與時俱進。現在的資訊如此發達，研究報告出爐後，就要馬上進行修訂校正，五個月都還嫌太長。這就是以前的醫學資訊，大家都不知道，居然經歷了五年那麼久。只有你還傻傻的當作是「新知」，奉為圭臬。

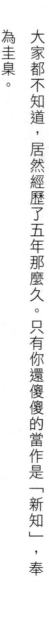

改革要多管齊下，從教育開始，我們的醫生和醫學院的學生，都要學習營養醫學的教育，還要經過認證。成立學會研討交流，師資培訓也要嚴謹，教材要更新，與時俱進，在醫學院和醫院都成立營養專科。我有太多的案例鐵證，無可推諉，猶如一雙強健有力的手，推動產業、官方和學術。我的言論鏗鏘有力，像一把鋒利的刀，輕輕一劃，皮開肉綻，那些膿血都噴出來。別小看目前好像只是草案，但隨著時間，會有更多進展，漸漸地就會凝結聚合。

在醫師界，我不打算結盟，尋找盟友；因為不思考的醫生太多了。不過，有位香港出生，在美國執業的老醫師，也是鑽研營養，並有許多慢性病的逆轉案例。當他聽到我的演講時，開心地說：「老天有眼，找了那麼久，終於找到一個和我一樣的醫師！」他歡天喜地來與我接洽，這正是「德不孤，必有鄰」。

就像諾貝爾獎，不同國家，互不相識的學者，從不同的出發點，只是各自埋首研究，卻發現殊途同歸，有同樣的結果，證明這是真理。被提名後才知道還另一位學者，也在做同樣的研究，因此成為共同得獎者。我們總覺得自己孤單，這條路上沒有別人，後來才發現其實我們並不孤獨；好比我實行間歇式禁食兩年後，才有朋友給我看相關網頁，令我嘖嘖稱奇的是，我在完全不知道的狀況下，做了一樣的事情，我的理論一一再度得到驗證。

6.4

促進企業投入資金研究並開發最高質量營養原素，供營養處方之需求

我可說是「醫療實業家」，擁有醫療管理博士學位，懂得專業理論，也擁有豐富經驗。期望能搭建一個平台，打造一個醫療的卡爾文森號，屬於醫療的航空母艦。我的約翰霍普金斯醫學院醫療管理博士的學位論文厚達二百五十頁，全英文寫作，就以「平衡計分卡」作為研究方法論。這是一九九二年由兩位哈佛的學者研發，用於企業內部評估，後來發展為企業管理的工具。連埃克森美孚，這麼大的石油產業公司，在管理營運上，也使用平衡計分卡，原本敬陪末座，躍身為第一名的企業公司，市值最高超過蘋果。

我以平衡計分卡為主體，修改成適合臺灣診所使用的版本，用於私人診所的管理營運。以此為模式，收編臺灣的診所，進行營養醫學。臺灣的醫療資源比重，包括醫師和護理師，診所佔了六成，醫院是剩下的四成。診所較多，處於社區內，因而化整為零；醫院則是區域性。平衡計分卡以樹為例，劃分四個象限，各有指標可以測量。根部是員工學習與成長，樹幹是內部流程SOP，療程安全性之類，樹枝是客戶滿意度，最後的樹葉是財務報表。所以樹根不穩，財務報表當然不會漂亮。我以此打造出了管理營運的工具，經由有系統有效率的管理，讓診所的體質變好。再將這些診所串聯統整起來，就會是醫療的航空母艦，完整的醫療平台。聯合之後圍攻醫院，醫療體系就必須正視改革。因此，當越來越多的診所有營養處方的需求時，就需要企業投入資金，開發最高質量的營養素。這是我心心念念的願景之一，著書立論，期望拋磚引玉，號召各路好漢。

有人恨我，就有人愛我，只是比例問題而已。從小到大，我說的話都要有影響力，絕不徒然返回；如同以賽亞書五十五章十一節形容上帝的話語：「我口所出的話也必如此，決不徒然返回。」你可以同意我的話，也可以不同意，但我不能接受「沒有反應」。不痛不癢，不慍不火的話語太多了，我何必湊數，不如不講。現在，我輕輕的講，就引起極大的震撼，目的已然達成。也許革命不會在當下達成，但我已掀起風潮；總有那麼一天，診所不再開藥，取而代之的是營養處方。慢性及代謝性疾病皆得逆轉，醫療制度改革，有完整強大的醫療卡爾文森號，企業研發最高質量的營養素。我可以拯救多少業者，改善多少人的健康，逆轉多少人的人生。

【大劉醫師這麼說】認識慢性腎臟衰竭

慢性腎臟衰竭 Chronic Renal Failure（CRF）：是指腎臟逐漸失去排泄廢棄物，調整水分、電解質和酸鹼平衡的功能。

正因為患者的腎臟無法有效分泌和排出，慢慢地，到最後就變成營養不良，所以他的情況非常複雜，需要專業醫師來治療，尤其需要有經驗的醫師用營養處方和食物來配合。

營養素的給予，在治療中佔非常重要的角色。主要目標是讓剩餘的腎盡量維持功能，化解不必要的廢物囤積以及防止營養不良。如果患者來到末期「洗腎的地步」，一般對飲食的建議是：

1. 控制禁止：鉀、磷、鈉和水分的攝取。

2. 給予鈣、維他命D、B、葉酸和水溶性維他命的補充。葉酸加維他命 B_{12} 可使患者硬化的冠狀動脈變軟。

3. 因為腎臟已經無法製造紅血球生成素（erythropoietin），很多患者常合併有貧血的狀態，所以也要補充。

4. 病人長期流失左旋肉鹼（L-Carnitine）造成貧血、全身無力、肌肉痠痛、心肌病變，所以需要補充肉鹼。

5. 因長期營養不良，缺乏蛋白質，自然就缺乏鋅，容易導致尿毒症。沒有鋅，失去味覺，生活品質就不好，性能力降低，全身抵抗力失調。所以要補充鋅！

6. 腎衰竭的病人因長期承受氧化的壓力，容易併發心血管疾病。維他命E、CoQ10和N-Acetylcysteine（NAC）的補充，它會轉成

glutathione，成為最好的抗氧化劑，可大量降低百分之四十的心血管疾病危害。

7. 尿毒症末期的病人因長期缺乏攝取油脂，缺乏脂肪酸的緣故，會造成皮膚蠟黃、色素沉澱、乾癬以及無法停止的「癢」。所以一定要補充好的油，例如魚油（Omega-3）或是椰子油。

我要再次強調，患者要到「末期洗腎的時候」，才要嚴格禁止某些食物的攝取。例如有些腎臟病末期的病人，長期做洗腎透析（dialysis），會在身體囤積高量的磷，因為腎臟無法排出，這會造成很嚴重的死亡率；因此對那些病人就要嚴格禁止磷的攝取。

哪些是含有豐富磷的食物呢？這就要問營養學專家了！答案正是：肉類、每天的食品、全麥和核桃。

新的研究報告顯示，下列食物的添加物，尤其是速食店裡面的牛肉堡、起司、烤過的食物和加工飲料，都含有過多的磷。

可是我們面臨兩難：如果嚴格禁止，幾乎這些病人最後都什麼東西都不能吃，將導致營養不良而死亡。而什麼東西可以吃？要吃多少？什麼東西不能吃？這就需要營養的醫師給予專業建議。他會根據抽血的電解質數據，有經驗的做評估，給予每一個人量身訂做的飲食計劃和營養處方箋的配方。營養醫學的發展突飛猛進，它不僅可預防，也可治療。

注意！對於腎功能正逐漸降低，但還沒有嚴重到洗腎的患者（這正是大部分的讀者），很多東西都還是可以吃，只是要適當控制，對腎衰竭疾病要有充分知識的吸收，做好預防的準備。嚴格持續執行的運動計劃，和適當的禁食，對正在腎功能減少的病人，仍舊有非常大的療效！

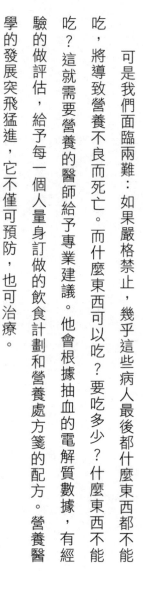

保持現狀，預防衰竭，比已經到了末期，再尋求治療重要。從疾病進展過程中，讓它逆轉，那是更困難的事，但不是不可能。

有一個非常令人振奮的實例：一位六旬粉絲，腎臟功能完全等於零，兩個腎臟全部切除，兩年前看到劉乂鳴醫師的講座，下定決心執行。每天三次半小時的跑步，每週七餐，剩下時間都禁食，在僅有的餐食中，選擇生酮，吃的都是比較有油脂的五花肉。

現在他身體健康，臉色發亮，體態健美。幾乎身體排解廢棄物，都是靠皮膚的汗腺排出，原本兩天要洗腎一次，現在可以延長到八天以上再洗一次，讓他甚至可以出國旅行，回來再洗腎就可以。

過度的糖化製品 Advanced glycation end products（AGEs）可導致腎臟末期的心血管疾病，以及尿毒神經病變 uremic neuropathy。這個恐怖的「沒有酒精的毒品」，在身體分解還原當中，百分之十會進入病人的血液中，而無法被化解。不但腎衰竭的病人無法排出，連 peritoneal dialysis 洗腎透析也無法排解出來。

最後再強調，食物烹調中，不要用油炸、煎、烤，而用水煮，及清燉，就可減少百分之五十的 AGEs 釋出。

筆記

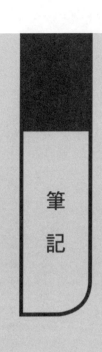

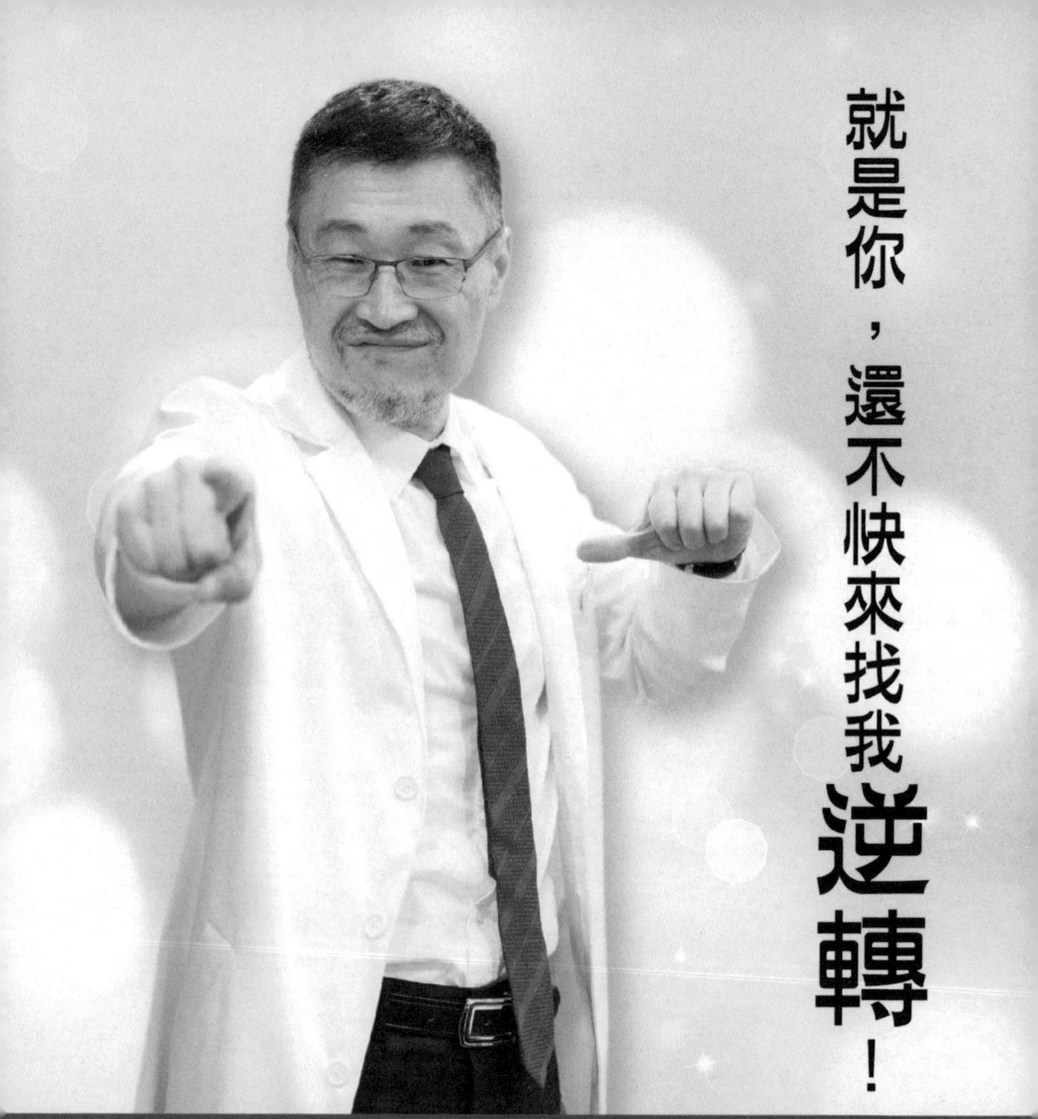
就是你，還不快來找我逆轉！

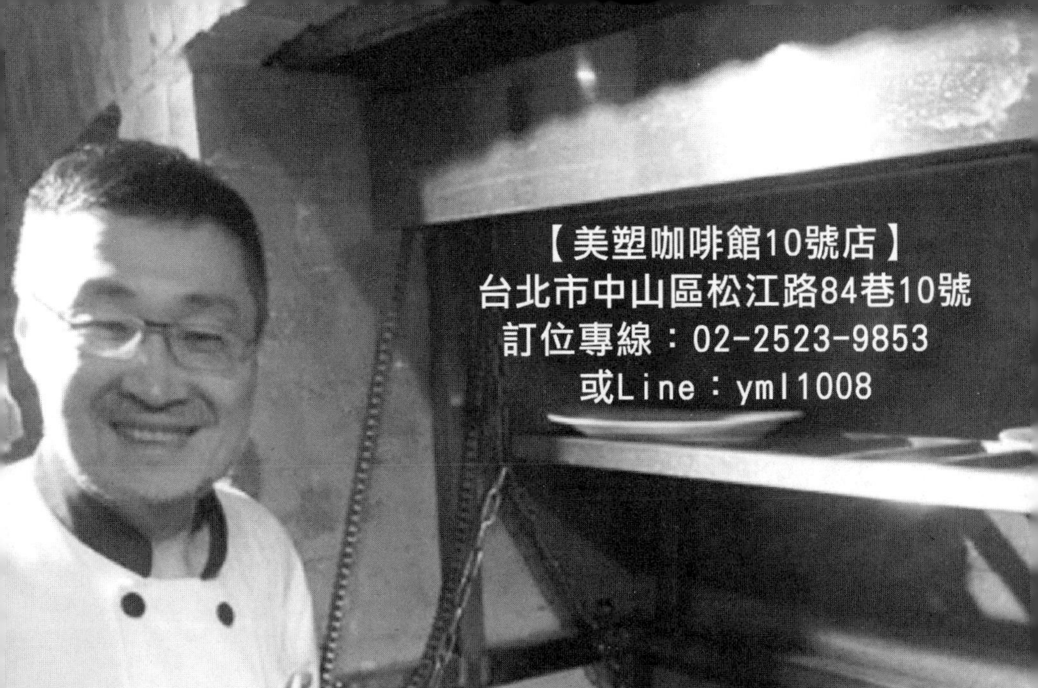
【美塑咖啡館10號店】
台北市中山區松江路84巷10號
訂位專線：02-2523-9853
或Line：yml1008

一位外科醫師為什麼會跑去開咖啡廳，又在咖啡廳裡面用阿根廷烤肉招待好友及 VIP 顧客？

答案很無釐頭，因為教創業課揪學生一起創業，後來學生們覺得此案與他們原先對創業的浪漫憧憬出入甚大而紛紛跳船，獨剩老師撐到現在，時滿四年。經營過程崎嶇坎坷，甚至發生火災，正要開始獲利之際硬生生賠到脱褲，一家店投資兩次，情何以堪……上帝容許一把火煉，老闆也隨著此靈感開始經營阿根廷烤肉，今成為「美塑咖啡館10號店」獨一無二的亮點，與「外科主廚醫師」不熟還吃不到勒！

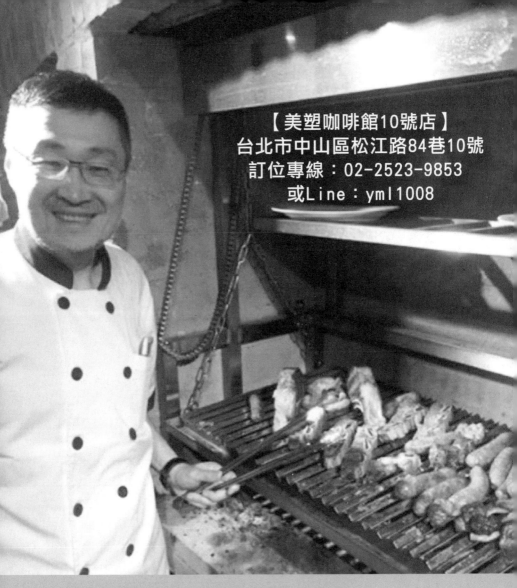

【渠成文化】Pretty life 007

笨蛋！問題都出在營養

作　　者　劉乂鳴、劉乂兮
圖書策劃　匠心文創
發 行 人　張文豪
出版總監　柯延婷
執行主編　馮瑀珊
編審校對　蔡青容
封面協力　L.MIU Design
封面攝影　陳家睿
內頁編排　邱惠儀
E-mail　cxwc0801@gmail.com
網　　址　https://www.facebook.com/CXWC0801
總 代 理　旭昇圖書有限公司
地　　址　新北市中和區中山路二段 352 號 2 樓
電　　話　02-2245-1480（代表號）
印　　製　鴻霖印刷傳媒股份有限公司
定　　價　新台幣 380 元
初版一刷　2018 年 10 月
初版七刷　2019 年 1 月

ISBN 978-986-96927-4-8

國家圖書館出版品預行編目（CIP）資料

笨蛋！問題都出在營養 / 劉乂鳴、劉乂兮著. --
初版. -- 臺北市 : 匠心文化創意行銷, 2018.10
面；　公分. -- (Pretty life ; 007)
ISBN 978-986-96927-4-8(平裝)

1.營養學

411.3　　107016813